木之下 徹

認知症の人が「さっきも言ったでしょ」と言われて怒る理由

5000人を診てわかったほんとうの話

講談社+α新書

はじめに

一九九〇年代のはじめ、とある研究に携《たずさ》わることで、私と認知症とのお付き合いがスタートしました。その後、認知症の訪問診療を始めたのは、二〇〇〇年代に入って介護保険サービスが始まったのと同時期のことです。

いわゆる暴言、暴力のせいで生活が破綻してしまう家族。糞尿まみれになって生活をしていた裕福な家族。自殺してしまった方、殺された方もおられました。そもそも医療機関に連れて行けない。あるいは嫌がって行かない。そういう方が住む家々を訪れる日々です。共に暮らす家族の訴えを聞けば、なぜこんな目に遭わなくてはならないのか、理不尽さに打ちひしがれました。どうにかしなくてはならない。

しかし、ある時に気づくのです。家族の苦悩を思う気持ちの後ろに生まれた、目の前で暴れて糞尿まみれになっている人はじつは自分なのだ、という感覚に。

そういうふうに思い始めると不思議なものです。訪問診療をしながら豊かにご自身の人生を過ごされる認知症の方々に出会いたくなるのです。目の前の認知症の人に自分を重ねてしまったので救いを求めたかったのでしょう。認知症になってしまえば、もう人生はおしまいなのか。認知症は絶望的な病なのか。そう思うことを打ち消したい。医学書や専門書を読んでも、欲しい答えは書いてありません。ほかの病気とは違って、答えに近づくどころか余計に気持ちが重くなりました。

しかしそんな見方で訪問診療を続けていくと、まばゆいほど生き生きと暮らしている認知症の人々に出会うものです。幾多の、看取《みと》りもさせていただきました。「あー、こういうふうな人生の閉じ方もいいな」と思える人々も数多くいました。二〇〇五年あたりから、認知症の本人が演者となり講演会やメディアに登場することが徐々に増えてきました。私もそういう方々と出会うことで、大いに勉強させていただきました。

訪問診療で回れる件数は一日かけても、十数軒だけです。もっと広く認知症の人々と出会いたくなって、二〇一四年に東京・三鷹市でＭＲＩを設置したクリニックを開き、認知症が気になる人の外来診療を始めました。当時は認知症といえば誰かに連れられて医療機関を訪れることが常でしたが、時代は移り変わります。最近は自分の認知症が心配になって一人でクリニックにこられる方も増えています。

本書のテーマは、認知症とともに、人として暮らすこと、生きることです。いわゆる「認知症に関するいまの常識」ではないので、耳触りのいい話ばかりではありません。でも書いてあることは、「いまの認知症の本当の話」です。

私は、認知症の本当の姿を見ることは、認知症の本人、周りの人たちが前向きに生きる上で大切なことだと思っています。長寿社会を迎え、いまは誰もが認知症になり得る時代です。いまは自分の近しい人の心配をしているあなたも、近い将来認知症になるかもしれません。そうなったときに、ご自身の人生を絶望の淵に追いやらず、あきらめずに自分の人生の主体者として生き抜いていただくためのヒントを書きました。認知症になってもあなたの人生は続くのです。

ここに書いた話は、私がお会いした数千人の認知症の人から聞いた話、認知症の人と同伴した人のやりとりを聞き考えた話、認知症の人の話から当院のスタッフと日々考えた話で構成されています。そんな事情で個人情報保護の観点から、本書に登場する人物はすべて名前と年齢を変え、場合によっては性別も変えてしまって痕跡が残らないようにしています。どうかその点はご了解ください。

目次

第2章　認知症の〝診断〟の真実

第3章　認知症という〝症状〟の真実

第5章　「認知症と生きる」真実

第1章　認知症予防の真実

（1）認知症の人はたくさんいるの？

よくある誤解

私は認知症専門のクリニックで働いています。ある日の診察室で、登美子さん（七六歳、仮名。以降、本書では登場する個人の名前や背景はすべて変えてあり個人が特定できないようにしています）が背もたれから左にずり落ちそうになりながら車椅子に座っています。ご主人の俊雄さん（八〇歳）が車椅子を押して診察室に入ってきました。

私「はじめまして」

（車椅子に座っている）**登美子さん**「はじめまして。今日はよろしくお願いいたします」

私「こちらこそ！　えー、それでは早速聴診させてください」

と言って聴診器を持って登美子さんに向かいました。すると、

登美子さん「私じゃないです」

私「あー」（赤面）

車椅子を押してきたご主人の俊雄さんの認知症を心配して来られたのです。車椅子の方が認知症の本人、というのは私の思い込みだったのです。当院での初診の際には医師の診察の前に生活歴（これまでの生活の様子）をスタッフが伺っています。そのブリーフィング（簡潔な説明）を受けて医師の初診が始まります。スタッフの話をちゃんと聞いていない私が悪かったのです。

でもこういう間違い、一回や二回ではありません。快活な奥さんと寡黙《かもく》なご主人が一緒に初診に来られた際に、寡黙なご主人に向かって診察を始めようとする

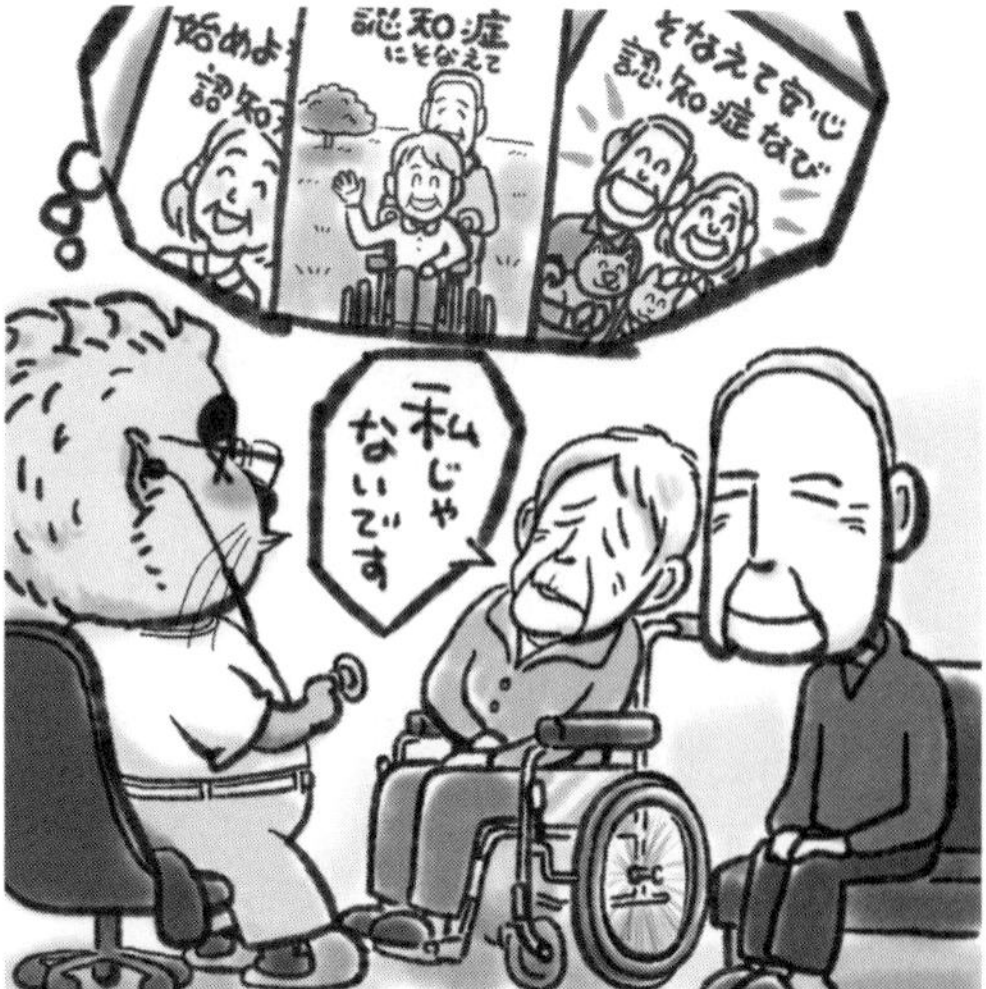

と、奥さんから「そっちじゃない。私、私」と言われたこともあります。

よくある認知症関連の商品やサービスのコマーシャル。そこでは車椅子から手を振る人であったり、にこやかなおばあちゃんが出てきたりします。そういう彼・彼女らが認知症という設定。いつの間にか私たちに刷り込まれている。私自身、この業界長いです。そこそこのプロです。でもそういう文化に私も取り込まれている。だから間違える。開き直るわけではない。そもそも認知症かどうかを見ただけでわかるわけがない。でも世間はそう思っていない、かもしれません。プロなら見分けられるのでは？と。でもそんなことはありません。

認知症は症状ではない

認知症とは認知機能（わかる力）の変化があることが前提です。認知機能は脳の機能です。機能というのは症状ではない。つまり外からはわからないのです。認知症とは「認知機能の変化に伴って、暮らしの上で支障がある状態」のことです（医学的にはこの定義にさらに「持続的に脳の器質的な変化がある」という前提が敷かれています）。

認知症の人の苦悩に共通するものとは、自らの認知機能の変化は本人にしかわからないということです。他人が見てもわからない。血が出ている、手が動かないといった外からわかる症状ではないのです。

なんらかの症状があることが、認知症であることの前提ではない。認知症と「症」がついているから、なにかの症状があるかのように思ってしまうけれど、そうではない。

繰り返しになりますが、認知症とは、時間とともに自らの認知機能の変化があることです。認知症に関する本をご覧になった方はご存じかもしれませんが、認知症には中核症状がある、としばしば書かれています。でも、そうではない。中核となるのは認知機能の変化です。

認知症になった本人の苦しみの根本にあるのは、「以前とは異なる認知機能の変化があって、それは外からはわからない」という特徴がある、ということです。しつこく書いてしまいましたが、この部分、とても強調したかったのです。

世間のイメージと実像のずれ

企業の認知症の講演会や勉強会に呼ばれたときに言われることがあります。「私たちは実際には認知症の人に接していないので」と。でもそんなことはありません。私たち

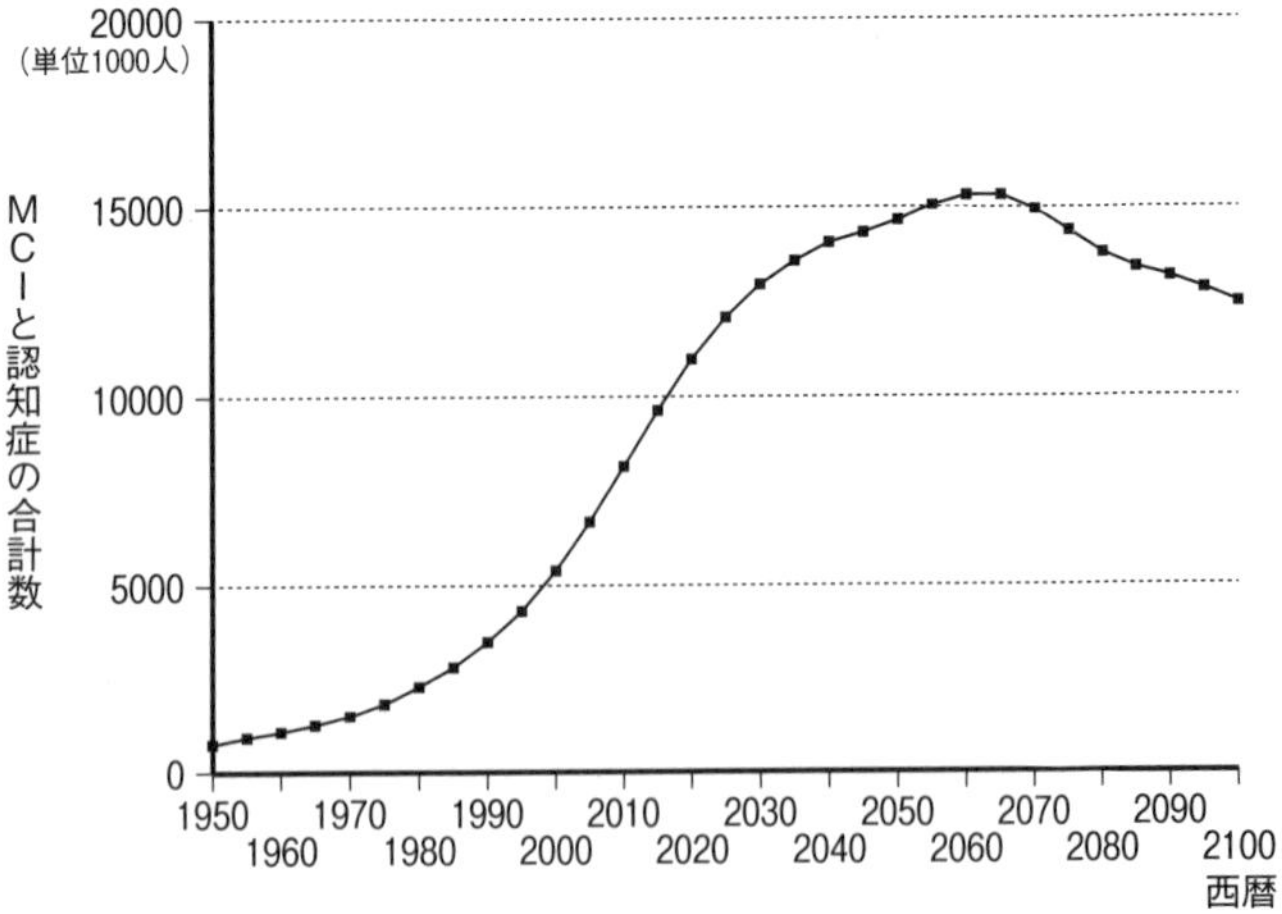

は知らず知らずさまざまな認知症の人と接しているはずです。

上のグラフは二〇一二年に発表された厚生労働省の研究事業（研究代表者朝田隆、認知症の実態把握に向けた総合的研究）の数値をもとにして、国連が発表している人口の推移の予測（「World Population Prospects: The 2010 Revision: Total population」）を重ね合わせてシミュレーションしたものです。

二〇一二年の時点で認知症と軽度認知障害（MCI。認知症のハイリスクグループのこと）の人数が八六二万人（認知症が四六二万人で軽度認知障害が四〇〇万人）と推計されています。いま（二〇二〇年）はその数は一〇〇〇万人を超えています。日本の人口は約一億二六〇〇万人、ということは、一二～一三人に一人は認知症および軽度認知障害のある人ということになります。

六五歳以上では三割を超えています。つまり、六五歳以上の人にランダムに一〇〇人会ったとすると、そのうち認知症あるいは軽度認知障害の人が三〇人程度である確率が最も高い、ということです。企業に勤める人でも日常的に相当数の六五歳以上の人に接しているはずです。「認知症かぁ、俺、やばいかも」という人もその中にはいるでしょう。でもそんな深刻なことをちらっと出会った人に言うわけがない。だから普段から認知症の人に「接している」。でも気づかないだけ、です。

「認知症は病識がない」は嘘

ちなみに当院にも認知症が心配で一人で来る人が増えています。そうしたとき、受付で「私がここに来たことは、家族には内緒でお願いします」と言われることもあります。認知症と診断された後でも、配偶者にそのことを伝えても、自分の子どもたちには言わない人もいます。「自分が認知症」という事実。あまり公言したくない。いまはまだそんな社会です。

それでも、いまや認知症で病院に来る人は「家族に連れられてくる」という姿だけではなくなりました。「すぐに怒って大変だから、連れてきました」「本人はボケてないって言い張るんです、先生」とか、かつては認知症で受診する、というのはそういう姿でした。

しかし最近では当院でも、「俺、やばいかも」と自ら受診する人々が増えてきました。そして実際に認知症と診断がつくことも多い。数年前とは随分と、外来にお越しになる認知症の人々の姿が変わってきています。

世の中に数多くある認知症の本。その中にときおり「認知症であれば病識はない」という文章を見ます。真っ赤な嘘です。病識がなかったら一人で認知症の人が外来を訪れることはないでしょう。確かに「俺は認知症なんかではない」と声高に言われる方もおられます。でもそういった拒絶も病識の形の一つです。

いずれにせよいまの時代、認知症で医療機関を受診する人々は「自らの意思で受診する」へシフトし始めているのです。

こんな人もいます。最初は親の認知症を疑って、当院に連れてきた子ども。といっても親が九〇歳を過ぎていれば、その子どもは七〇歳前後だったりします。「いやあ、最私のほうがおかしいんじゃないかなあ。母もそうですが、私も診てほしいんです」と言われて検査する。そうしたら子どものほうが認知症だった、というケースです。

いずれにせよ、ここ数年の大きな変化に医療のほうが追いつくのが大変です。これまでの認知症医療は、主に認知症の人と暮らす家族の介護負担の軽減を目指す、などと謳《うた》っていましたが、近年の認知症の方には、そんな考えだけでは対処できません。

医師が集まる会議で「最近一人で受診する認知症の人が増えているんです」と言ったところ、「そういう人は認知症ではないでしょう」と言われたことがあります。「認知症の人はやはり自分のことをわかっていないですからね」とも言われます。でも実際は違います。医師ですら、自分が持っている認知症のイメージと認知症の実際の姿との間に大きなギャップがあるのです。

認知症のイメージはどこから来たか

私たちの持っている認知症のイメージの出所はどこにあるのでしょうか。それはメディアや識者の意見がつくっている文化そのものでしょう。前述のコマーシャルに出てくる車椅子の人、ポスターに登場する純真な笑顔の老人。あるいは認知症の人は怒りっぽいというイメージ。これらによって、世間は認知症というのはそういうものだと思わされているのではないかと思います。

最近の厚労省の基幹統計である「(二〇一七年一〇月)患者調査」では、認知症の中で、アルツハイマー型が五六万二〇〇〇人、血管性及び詳細不明の認知症が一四万二〇〇〇人でした。これを合計すると七〇万四〇〇〇人です。ちなみに二〇一四年調査では五三万四〇〇〇人＋一四万四〇〇〇人の合計六七万八〇〇〇人。たかだか三年前と比較するだけでこれだけ違う。認知症と診断される人の数が、すごい勢いで増えています。

でも、先述した地域調査をもとに推計された一〇〇〇万人に比べるとかなり少ない。一〇〇〇万人には軽度認知障害の人も含まれています。仮に二〇一七年の実際の認知症の人数を五〇〇万人としても、そのうち実際に医療機関に行くのは七〇万人＋α。でも私たちは実際に医療機関で診断された七〇万人＋αの人の実態を、すべての認知症の実態と思いたくなる。

たとえば記者が取材で専門医の話を聞いたとします。そこで七〇万人＋αの人の話を聞けばリアルに確信するでしょう。実際にテレビに、暴れたり怒ったりするような認知症の人が「これぞ、認知症」とばかりに映し出されると、共に暮らす家族に視聴者は同情する。一方「俺、認知症かもしれない」などという、病識のある認知症の人々については存在そのものも否定したくなってしまう。だから認知症の人のことを「病識がない」「怒りっぽくなる」などと一般化してしまう。企業の人も「認知症の人には会ったことがありません」などと平気で言ってしまう。でも先に触れたように目の前の認知症の人々の姿がいま随分と変わり始めています。

本書はまだ診断されていない認知症の人々をも意識していることで、おそらく他書とは異なります。幾分刺激的な内容も含まれます。本書ではこれまで誰もが認知症について常識だ、と思えたことを否定するかもしれません。でも私がここで伝えるのは、実際に私の目の前にいる認知症の人々の声・姿、そしてそれらから得られた「認知症の人も、また人である」という洞察を経て考えたことなのです。

(2)「○○すれば認知症にならない」は本当ではない

「これ以上進まないようにしてよ」と言われても

浩二さん(七四歳)という、当院を受診されているアルツハイマー型認知症の人がいます。診察室に入るや否やまくし立てます。

浩二さん「先生。俺さあ。アルツハイマーってわかったからさあ。だからこれ以上、もう進まないようにしてほしいんだよ。どうしたらいいの。教えてよっ」

私は圧倒されます。

浩二さん「この前さあ。テレビでさあ。○○オイルで認知症予防ができる、って言ってたよ。あれうそだろっ。そうじゃやなくて、ちゃんとしたやつ、教えてよ」

私「んー……」

浩二さん「なんか、ないのかよぉー。先生さあ。なんか、教えてよぉ」

私「んー……」

これを読んでいる方はすでにご存じだと思いますが、認知症にはちゃんと効く予防法がないのです。
浩二さんの勢いに押されて、私はか細い声で答えます。
私「いやあ、ないね……」
浩二さん「先生、そんな簡単に、ない、ないなんて言わないでよぉ。書き取りとかさあ、ああいうの、ですよ」
私「まあ、そう言われても、ねぇ。あっ、計算とか漢字とか好きなんですか？」
浩二さん「そんなもん、嫌いに決まってんじゃんか。でもやりゃあ、よくなるっちゅうんだったら、やるよっ。可能性すらないのっ？」
私はどうすりゃあ、いいんでしょうか。

認知症を予防する方法はない

予防とは、「それにはならないようにすること」です。さすがに認知症においてはそんな方法がないことは知られています。もう少し日和《ひよ》った予防の定義もあります。たとえば、「認知症になるのを遅らせる」という予防。もう一つは「認知症になっていたらその進行を遅らせる」という予防も最近ではチラチラみます。のちに詳しく書きますが、この二つの日和った予防の定義においても医学的に証明された予防法はありません。

厳密には「認知症になっていたらその進行を遅らせる」薬はあるけれど、それ以外はまだ医学的には何一つ証明されていません。これは国際的認識です。ところで積極的な社会参加や人とのコミュニケーションが認知機能の変化を遅くする、などの文言もときどき散見します。これも医学的には間違いです。その効果が証明されていないからです。

ただし勘違いしてもらいたくないことがあります。医学的に効果が証明されていないからといって、積極的な社会参加や人とのコミュニケーションが無意味である、と言っているわけではありません。それどころかコミュニケーションは、できれば図っていただきたい。

認知症になってしまったことで、自分の姿を世間に晒《さら》したくない、と考えてしまう方がたくさんおられます。そのせいで地域の縁を切ってしまう人もいる。友だちとも疎遠になってしまう。そのうち生き死にに関わる重大な局面を迎えてしまうかもしれません。周りとコミュニケーションを図ることは、人として生きる上でとても重要なことです。認知症の予防のためにやっても意味がないかもしれませんが、人として生きるためには大切なことです。

私が言いたいのは、積極的な社会参加や人とのコミュニケーションが認知症の変化を遅くする保証はない、ということです。

私は、「大切なことだったら嘘でもいいんだ」という視点はあまり好きではない。でも世間にはこんなことはたくさんあります。悩ましいです。これを突き詰めるとだんだん複雑になるので、あとでこの続きを書きます。まずはこのことを前提に、浩二さんへの答えを考えてみましょう。

本人の聞きたい答え

さすがに「脳トレがいいよ」とか「サプリがいいね」とか「あのアロマ、いいよ」とかは言えません。完全に嘘になってしまいます。認知症になることを遅らせるとか、認知症になっても認知機能の低下を遅らせるといった、きちんとした証拠のあるものは、薬を除いてまったくありません。

だったら「まずは運動だね」「あっ、血圧、どう？」「食事に気をつければいいんだよ」「いや趣味を続けるのがいいんだよ」「人との交流だね」とでも言えばいいんでしょうか。

確かに、脳梗塞から認知機能が変化してしまうことは多い。だから脳梗塞にならないように気をつけたら、いいこともありそうです。

さらにもっと根本的な、人生においてはやったらいいと思える内容もあります。確かに高血圧を改善するだけでも脳卒中（脳梗塞、脳出血、くも膜下出血のこと）のリスクが下がることは医学的には正しいと言えるでしょう。高血圧の悪影響はいろいろと言われています。

しかし浩二さんは、「認知症の進行を遅らせたり認知機能を回復させたりするのに、特別に良いことってないのか」と私に質問しています。たとえば心臓に良さそうな運動に匹敵するような「認知症向けの特殊な運動」を求めているのです。純粋に「〇〇をすれば認知症になるのを遅らせる」あるいは「その進行を遅くできる」と納得できる証拠を持ったものがないのか、と浩二さんは質問してきている。

結論。「いまはそんなものはない」と答えるのが医学的には正しい。

なぜ認知症の予防法はないのか

認知症の予防法を医学ではどう捉えるか。もちろんいまは予防法はなくても「これから見つかるのではないか」という期待はあります。

ここでは現代医療の礎となる生物統計学的な視点で見てみましょう。代表的なものに「治験」と呼ばれる薬の臨床試験があります。あらかじめきちんと設定された条件で、注目しているある測定値に対して、統計的に意味がある結果が得られて初めて「薬に○○の効果がある」と言ってよい、という立場です。

認知症の場合、その測定値とは認知機能を評価して得られた数値のことです。その数値に対していろいろとやることを替えて調べてみましたが、いまのところ、誰がやっても同じ意味のある結果になるくらいに「確かな予防法」はありません。単に認知症にならないことだけではなく、発症を遅らせる、進行を遅らせる、という意味においても全くありません。逆に「この予防法は全くダメだ」と証明するような研究も、当然ですがありません。こんな状況では、医学的には「認知症の予防法なんてない」と捉えるしかありません。

認知症予防の社会現象

さて医学上では正しいことでも、そのまま伝えてそれで済むのか、という現実の問題があります。診療上の立場（大学教授とか、ある医学会の役職についているなど）やその医師の持つ信条はさまざまです。

効果はないと知りつつ、サプリ・アロマ・特殊な運動などを勧める医師もいます。ある影響力のある医師が私にこう言いました。「何もかもダメだなんて、言えるはずがない。それでは済まされないんだよ」。別の先輩の医師からは、「予防法が全くないと伝えるのは、身もふたもない話だな」と言われました。

「認知症になるのを遅らせる」「認知症になっても進行を緩やかにする」ような確かな方法はない、ということは、じつは専門医であれば誰でも知っています（と思います）。ただその人の信条からそれをどのように本人に伝えるかは別の話です。

いまのいわゆる〝認知症予防〟に関してもう一つ重要な指摘をします。あなたがある時、認知症の予防法を思いついたとします。それを広めたい場合、あなたならどうしますか。ましてやそれがお金、名誉に絡むことであれば。

私なら真っ先に「認知症になったらおしまいだ」と脅迫的に市民に思わせようとするでしょう。認知症の予防法を広めなければならない立場の人であれば、自分の名誉や生活のためにやるでしょう。確かな方法でないとしても、それが悪いことだと世間から非難されない限り、法律で規制しない限りおそらく誰も止められない。

そして実際に「予防」を謳った種々のサプリが出回っている。大手企業のコマーシャルの数だけでも莫大なお金が回っている。お金を儲けること自体は悪いことではない。ただどのように儲けるのか、です。しかも儲かり始めると一旦決めたやり方についてはなかなか止められない。企業の人の努力は人々の生活に凄まじく影響を与えます。

私はいまの時点で、認知症予防グッズの開発ばかりに明け暮れるのはやめたほうがいいと思っています。企業のコマーシャルは「世の中から認知症をなくしたい」「こうすれば認知症を防ぐことができる」といった宣伝コピーになっているはずです。その時コピーを書いている人はきっと気づいていないでしょう。そのコピーによって認知症になった人々の生活の風景がどうなっていくのか、彼らが企業のマーケットから外れて無縁の人々となり、人生の落伍者の烙印《らくいん》を押されていることを。

できれば企業の人たちには、認知症の人が前を向いて生きていくために役立つ考え方や商品をつくってもらいたい。認知症の本人が支持するようなものをつくってほしい。「予防」的なものにこだわるだけでなく、「認知症になる備え」のためのものをつくってほしい。人々にとって役立つようなことでお金儲けをしてほしいと心より願っています。ちなみに企業で働く人の多くも、近い将来、認知症になるのです。

繰り返しますが、認知症になるのはあなたです。あるいはあなたに近しい人です。「認知症予防」なるものをするかしないか、やるのであれば何をするのか。それは残りの人生における大きな選択です。

「認知症になったらおしまい」にならないために

結局私は浩二さんに、「認知症の予防法はいまのところ全部嘘」と正直に説明しました。認知症によって減った脳の組織が元に戻って以前と同じように神経の細胞が繋がってくれるなんて、誰でも脳の画像を見れば、そんな幻想は吹き飛びます。

そんな議論はすでに認知症になった浩二さんにとって、もうどうでもいい話です。そんな考え方から早く脱出しないといけない。私の場合は、まず予防法の話を正直に否定するところから始まります。それは認知症と生きる人が「認知症とともに(願わくば前向きに）生きる」という実感を少しでも持てるように診療を実践したいと考えているからです。

いつまでも「認知症になりたくない」「認知症になったらそれ以上進行させたくない」という考えに取り憑《つ》かれていては、認知症になってからの人生、闇です。現状では、予防法の話は、前向きに認知症とともに生きるにあたっての落とし穴にしかなっていません。そんな穴に脇目も振らず、いまの自分の認知症の状態を理解すること。そこから認知症との暮らしが始まります。

（3）国が「認知症予防を」と言っています

認知症施策推進大綱における認知症予防

この項の話、結構込み入っているので、読み飛ばしていただいても構いません。

二〇一九年に「認知症施策推進大綱《たいこう》」というものが国から出ました。大綱の中の「基本的考え方」の項で、「『共生』と『予防』を車の両輪として施策を推進していく」とあります。そこでは「『予防』とは、『認知症にならない』という意味ではなく、『認知症になるのを遅らせる』『認知症になっても進行を緩やかにする』という意味である」と書いてありました。

なるほど、予防の意味を限定してそういう表現にしたようです。さらに、「予防」の項に「運動不足の改善、糖尿病や高血圧症等の生活習慣病の予防、社会参加による社会的孤立の解消や役割の保持等が、認知症予防に資する可能性が示唆されている」（傍点筆者）とあります。脳トレとかサプリとかオイルとかアロマなどと明示していないところをみると、さすがにそれらは意味がなさそうだと国も思っているのでしょう。この文章からは、体にいいことなら認知症にいいらしい、でもそれ以上のことはなさそう、そんな印象を受けます。

さて、先ほど私が傍点を振った「認知症予防に資する可能性が示唆されている」、読むと「えーっ」って思いませんか？　よーく考えてみましょう。「いまの時点で明瞭に「認知症予防に役に立つことってあるの？」という単純明快な問いを立てたとします。「認知症予防に資する可能性が示唆されている」ということは、その問いに対しての答えは「ノー」です。一見、認知症の予防法があるかのように感じますが、答えは逆です。頭のいい人が苦肉の策で日本語を駆使して書いたんです。

この文章を（間違って）信じて、人生の限られた大切な時間をかけて認知症予防をやった挙げ句、結局は認知症になるのを遅らせることができなかった、進行を緩やかにはできなかった。そんな人からクレームが出たら？　でもこの文章なら大丈夫です。「だって『ある』とは言ってないでしょ」という文章です。感心しました。でも、ないものはないんですよ、と解釈できます。

ところで大綱ではこのような文章もあります。たとえば「引き続き、生活上の困難が生じた場合でも、重症化を予防しつつ」といったふうに認知症予防そのものの概念を拡大して使っています。予防は本来「病気にならないこと」という意味です。認知症予防であれば、そもそも認知症にならないこと、のはずです。さらに「重症化を予防」とは、厄介な扱いづらい人にならないようにしようという感じでしょうか？　確かに書いてあることは重要ですが、少なくとも認知症そのものの予防から随分と離れてきました。

もともと予防という言葉を医学的（疫学的）に使うとき、それは感染症の予防や生活習慣病の予防などわかりやすいものでした。それに比べて認知症の予防はかなり様相が異なります。大綱の予防の件は、認知症予防にまとわりつくモヤモヤ感を深く抱え込んでいるような感じがして、いまの世の中の認知症の捉え方の映し鏡のようです。

「予防」より「備え」

私は認知症に関わる臨床医として、先ほども述べたように、「認知症にならないこと・認知症の発症を遅らせること・認知症の進行を遅らせること」よりも、認知症と共にどう生きるかにすべての視線を注ぐべきだと思っています。

予防の概念は、疫学（epidemiology、病気を人口規模で考えその対処の戦略を考える分野）で言われ始め広まっていきました。たまたま私は疫学教室というところで大学院時代を過ごしました。あまり勉強ができたわけではありませんが、次のような基本的理解はあります。

予防の概念は、当初は感染症、低栄養（エネルギー摂取が少な過ぎる、あるいはエネルギー消耗が多過ぎる）、そしていまでは生活習慣病に焦点があてられました。この考え方は先進国においては大きな成果をあげてきました。

すべてではないにせよ（新型コロナのような新しいウイルス、細菌は次々と出てきますので）、うまくやれば感染症、低栄養、生活習慣病が予防できるようになりました（一次予防）。

「手を洗いましょう」「睡眠をとり、運動して、体重を維持」などなど。もしなってしまっても、早く発見できればそれなりの治療もできるかもしれません（二次予防）。たとえ治らなくても、どうにかうまく対処（リハビリ）して状態を維持できるかもしれません（三次予防）。

残念ながら認知症はいずれにおいてもそれらとは異なります。したがって一次予防（認知症にならない）・二次予防（認知症を早く発見して治す）・三次予防（認知症の状態を悪化させずに維持する）といった用語をそのまま認知症に当てはめるには無理があります。

それよりも、認知症に「ならない」あるいは「なるのを遅らせる」のは無理だから、認知症に「なってもよい」備えをすべきだし、二次予防なら（いまある認知症の薬を除いて）認知症の「進行を遅らせる」のは無理だから、「認知症になっても前向きに生きられる」ためには暮らしにどういう工夫を加えたらよいか、などの方策を提示すべきなのではないかと思います。

そうなると、やはり予防という言葉はなじみません。だったらはじめからそんな言葉を使わないほうがいい。予防という言葉を捨ててしまえば、より健全な方法で認知症の備えについて語れる土壌が生まれるのではないかと感じます。だったらはじめから「認知症になる前からの備え」であったり、「認知症になったときのための準備」であったりで十分なのではないでしょうか。

ともかく「予防」を強調することは、いまの認知症の人には酷なことです。なぜなら「予防」という言葉を使うことで、認知症に「なってはいけない病」という位置づけがなされ、そういう矛先を認知症の人に向けるような前提が潜むからです。

現代の怪談

当院を受診される方の中にも脳トレなどをやっていらっしゃる方がいます。でも買ったのは本人ではない。父親思いの娘であったりします。私は望んで脳トレ本を買っている本人に会ったことがないのです。しかも周りの人が良かれと思って買ってくれた脳トレをしないとなると、相当周りの空気は悪くなる。私としても本人と周囲の関係が悪くならないように気を遣わなければなりません。

私は脳トレ本を見ると、小学校の時のドリルを思い出します。ドリルを子どもがやらないと親は不機嫌になる。私も怒鳴りつけられました。でも小学生のドリルならまだしも、効果のない認知症の脳トレ本を、前出の浩二さんはなんと言ったでしょうか。「そんなもん、嫌いに決まってんじゃんか」と明言していました。そんな浩二さんでもウルウルした目の娘さんから善意で勧められたら抵抗できないでしょう。

認知症の人がそういう思い込みをしてしまった家族に囲まれて生きていくのはきついでしょう。悪意を持った人が勧めるのであれば反発もできますが、周りの人は善意で勧めています。あなただったらどうしますか？　これでは現代の怪談です。

ちなみに私だったら、周りから善意で勧められてもやりません。いまのところ効果が証明すらされていないですし、百歩譲ってたとえほんの少しだけ効果があったとしても、もっと別の、自分なりにできる楽しみを見つけます。

(4) 予防がダメならどうする？

「認知症になりたくない」という呪縛

浩二さん再登場。

浩二さん「なんだよ、予防法、ダメなのかよぉ」

私、うなずくだけ。

浩二さん「じゃあ、どうすりゃいいんだよ」

私の診療ではここが大事。

私「しようがないいんだよ」

私のこの発言、医学上は正しいでしょうが、診療という行為の中では賛否あると思います。私もとりあえずは空気を読みまして、そう伝えました。今回は浩二さんとの関係性を見計らってもしようがない、それよりも自分の人生において意味ある視点を求めたほうがいい。そんなことを言いたいのです。

「『認知症になりたくない』って思うことは否定できないでしょ」と異口同音《いくどうおん》に言わ

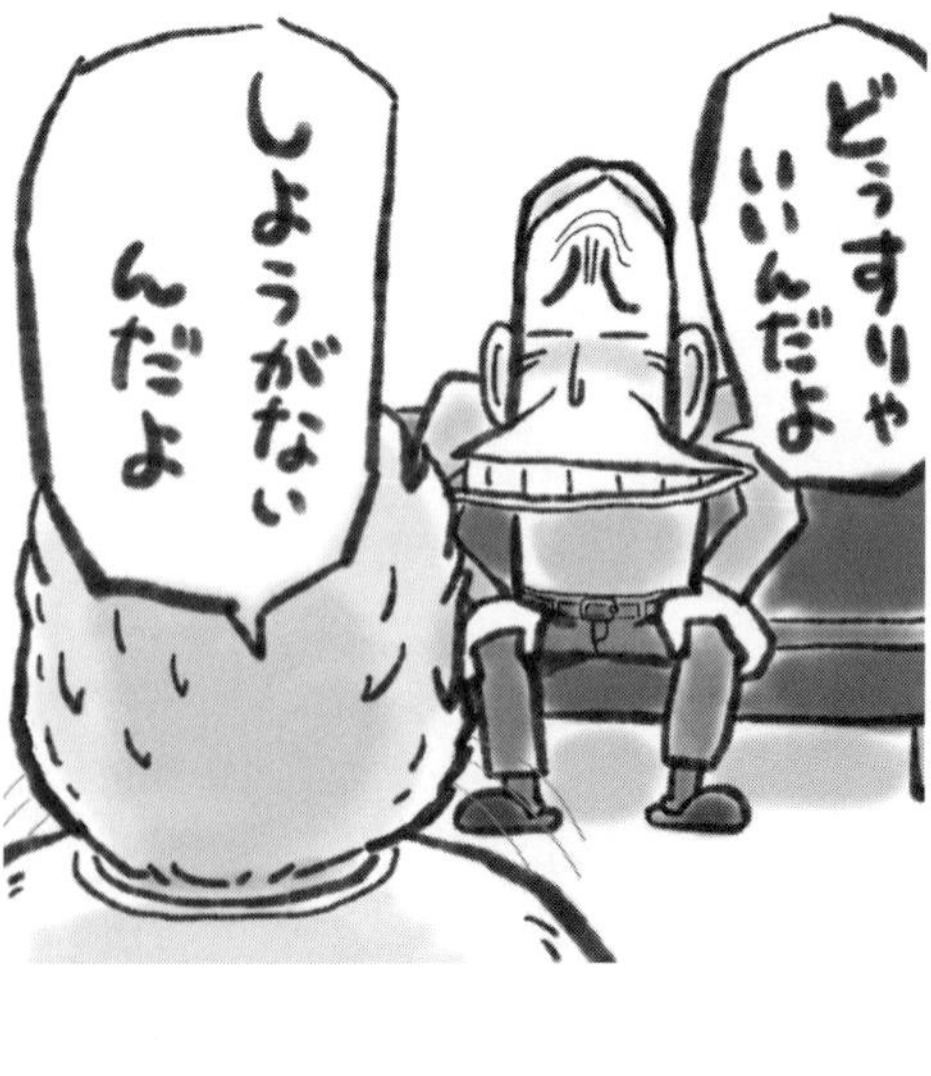

れます。確かにどう思おうと自由です。このセリフ自体に問題はない。問題なのは、この言葉から始まる行動がしばしばおかしなことになることです。政治家、行政官などは善意でこの言葉を使います。専門の医師もそうです。想像してみてください。みんなの願いが「認知症にはなりたくない」のです。だったら「その願いを叶えてあげよう」と真っ先に思うはずです。そのために一生懸命考えることでしょう。

願いを叶えてあげたいけれど、でも実質的に「〇〇したら認知症にならない」というものは存在しない。でも、証明されていない「らしい」ものはたくさんある。だったら、それでもいいか、とりあえず、と思うはずです。そして現在ありもしない認知症の予防法の話に花が咲くわけです。

もっともそれだけですめば大きな害はないのでいいのですが、この話はそれで終わりません。たとえばインターネットで認知症に関わる企業広告を見てください。みんなの「認知症にはなりたくない」という願いにこたえるかのように、「この世から認知症をなくしたい」「〇〇は認知症を予防します」などの文字が躍っています。そういう広告を見て、すでに認知症になっている人がどう感じるでしょうか。認知症になってしまえば、自分はその対象者ではないことは明らか。認知症の人は排除の対象ですね。

また、認知症の人向けに、「○○すれば認知症が進まない」などという広告もあります。でも現実には認知症であれば認知機能の変化は起こり続けます。この話も同様に、実際の認知症の人は排除の対象です。

認知症の部分を別の言葉、病気やある障害、などと置き換えればわかりやすくなります。たとえば、「『精神障がい者になりたくない』って思うことは否定できないでしょ」と思うのは自由です。でも企業広告に「この世の中から精神障がい（者）をなくしたい」「○○は精神障がいを予防します」とあったらどうでしょう。実際に精神障がいと共に、出口のない苦しみのうちに暮らしている人がこの広告をみてどう感じるでしょうか。自分は排除の対象だなあ、と感じるのは当たり前でしょう。いわゆる包摂《ほうせつ》（障害のある人もない人も全員参加）の社会からは遠ざかります。

浩二さんへの願い

私は浩二さんに次のように答えます。

「何をしようが、認知症は進む。薬で進行の速度は緩められるかもしれないけれど。自分の認知症について考えることで、これからの人生が好転すれば、いいですね」

浩二さんの質問に対しては親切ではない答えです。でも嘘はつきたくない。浩二さんにとって現実的にはこれしか生き残るために道がないのです。予防ができないからといって、決して「認知症になったらおしまい」ではないのです。認知症になってからも浩二さんの人生は続きます。

これからまだまだ生きる浩二さん自身が、「認知症になるのを遅らせる」「認知症になっても進行を緩やかにする」ことにこだわり続ければ、これから生き切る道に影を落とします。

認知症の検査を受けてもらって、浩二さん本人に変化した認知機能の様子を客観的に伝えます。苦手になっていることを伝えます。暮らしていく上で、苦手になったことでも乗り越えられる部分があるかもしれないし、あるいは人の手が必要な場合もあるでしょう。

「認知症は病識がない」と言う人もいますが、そんなことはありません。浩二さんは認知症です。自分で画像検査や神経心理検査（認知機能の評価）も受けました。浩二さんに病識がない、なんてことはないのです。

そしてもっと重要な能力も失っていない。私は「メタな自分」と表現していますが、自分の状態を把握する自分のことです。自分自身の「記憶のしづらさ（もの忘れではありません。それについては後述します）」を認識する自分がいます。それがメタな自分。浩二さんには、それが健在です。つまり、自分の記憶のしづらさを理解し、そのことによる暮らしづらさを軽減し克服できる可能性がある。

浩二さん「メモすればいい、というのはそうだけど、めんどくさいんだよ」
私「奥さんにお願いすればいいじゃん」
奥さん「いやよ、めんどくさい！」

そんな対話が続く。
以前ある官僚から「脳トレとかドリルとか、たとえ認知症に効果がなくても、副作用があるわけでもないし、その場を楽しく過ごせればいいじゃないですか」と言われました。
そのとき私は「んー、まあ、そうですけれど、ね」と言ってしまった。でもいまはそうは答えません。浩二さんに積極的には勧めたくない（もちろん浩二さんが「ドリルをやるのが楽しい」と言うならば別です）。残された大切な時間をそんなことに使ってほしくない、と私は思うのです。

そんなことよりも、まずは自分の記憶のしづらさを知る。その上で暮らし上の工夫を考えてみる。奥さんと喧嘩しながらでも、等身大の自分と向き合い、これからを生きていく。人生でやるべきこと、無条件に楽しいことが見つかれば、それ以上のことはない。そちらのほうに大切な時間を使ってほしい。そんなふうに思うのです。

第2章　認知症の〝診断〟の真実

(1) なぜ認知症診断は難しいのか

突然「認知症ではありません」と言われても

智子さん(七〇歳)が一年ぶりに、自らの脳の変化と認知機能の変化を調べるために当院に来られました。

智子さん「こんにちは」

私「もう一年経ったのですね。早いですね」

智子さん「本当に」

私「こんな調子じゃ、すぐに一生が終わってしまいます」

冗談を言いながら話を進めようと思っていたのですが、智子さんはどうも深刻な表情です。

智子さん「今日は折り入って相談があるんです」

私「あっ、すみません。それで」

智子さん「私、地元(東京から電車で三時間ほどのところ)で一〇年前認知症と診断されました」

私「そうおっしゃってましたね」

智子さん「それから、主人との折り合いが悪くなって、離婚もしました」

私「そうでした」

智子さん「そのあとに地元の専門の先生のところに通っています。先生のお知り合いですね」

私「そうです。優秀な先生ですよ。僕は尊敬しています」

智子さん「よく私のことも気遣ってくれるんです。とてもいい先生ですよ」

私「ええ」

智子さん「でもその先生から、あなたは認知症ではない、と言われたんです」

私「そうなんですかあ」

智子さん「その日から、薬（抗認知症薬）を飲んでないんです。私、どうしたらいいんですか」

深刻な診断の変更です。

自分の人生の上で重大な認知症の診断が別の医師によって変更された方が数人、当院でもおられます。診断の変更にはいくつかのパターンがあるようです。しかし「一旦認知症の診断を受けたが、時間を経て認知症ではないと言われた」という智子さんの診断の変更は、戸惑うしかない、インパクトのある変更です。

どちらかの医師が誤診したのではないか、と思うかもしれません。しかし私はそう思っていません。認知症の診断はその人のこれからの人生に関わる問題です。それぞれの医師は真摯に向き合っていると思います。

智子さんは、前医によって認知症と診断されたことで会社も定年前にやめました。そして離婚も経験しました。それから一年以上、気分はどん底まで落ち込みました。

そんな時、ある人との出会いがきっかけで一念発起し、認知症の人々のために何か役立つことをしようと決心しました。自分の認知症のことをカミングアウトして講演活動を皮切りにさまざまな地域活動に参加しました。そんな矢先に認知症ではない、と別の医師から指摘されたのです。

では、なぜ智子さんのようなことが起こるのでしょうか。診断の不確実さについて知らない専門医はいないでしょう。ここはかなり専門的な話も含まれます。診断の過程なんてどうでもいい。診断という結論だけでいい、と思っている方もおられるでしょう。しかし智子さんのためにも、あえて説明を続けたいと思います。

他の疾患診断との違い

たとえばがんの診断は、がんが見つかればそう診断できます。正常組織と区別しづらい場合もあるでしょうが、専門家全体である程度の共通認識があって、その診断にあまりずれはないはずです。高血圧や糖尿病の診断もそうです。血圧なり血糖値（あるいはヘモグロビンA1cなど）の数値がある数値よりも高ければ診断できます。こちらも医師によって結果が違うことはほとんどない。がんや高血圧や糖尿病の診断は、ある一時点の状態で決まります。横断的な判断です。

しかし認知症の場合にはそうではありません。なぜなら「一旦成熟した認知機能が持続的に変化していること」が認知症であることの（必要）条件として求められているからです。つまり時間的な経過を伴う縦断的な判断が求められています。そのため以前からの認知機能の変化を知る必要があります。

しかし初診時にはこのことを知ることができません。それではどのように診断するのか。医師はいまの時点の状態から「以前から認知機能に変化があったかどうか」という証拠を集めることになります。脳の画像を見る。そして神経心理検査をやってみる。さらに問診で認知症に関わりがありそうな生活上のエピソードを聞き込む。これらをもとにして以前の状態を経験的に推定し診断します。

その結果、認知症の場合、他の疾患よりもはるかに、診断結果が医師によって異なる可能性が高くなります。智子さんの場合には前医が初診時に彼女は認知症であると推定しました。別の医師がそこから何年も状況を診ていて認知機能の変化がない、と判断して、認知症の診断を取り消したというわけです。

以前「家族に連れられてくる人々」が多かった時代は、初診時の段階で、すでに認知機能の大きな変化があった後なので、認知症診断が医師の間で食い違うことはあまりなかったと思います。しかし最近増えている「認知症が心配で一人で受診する人々」の中には早期（脳の変化がまだ浅い状態）あるいは軽度（認知機能の変化がまだ少ない状態）の人々が多いのです。その場合、一気に診断の難易度が高くなります。

最近では、軽度認知障害、ＭＣＩ（Mild Cognitive Impairment）の存在が、さらに認知症診断の話を難しくしています。本やネットでもこの単語は散見します。しかしこのＭＣＩの曖昧な理解が認知症に対する誤解を生んでいる部分があります。たとえば「ＭＣＩと診断されてから一年後に調べたらＭＣＩが治っていた」などというのは間違った報道です。

どういうことでしょうか？

ＤＳＭ－５という、アメリカ精神医学会が出版している、精神疾患の診断基準・診断分類があります。ＤＳＭとは「精神疾患の診断・統計マニュアル（Diagnostic and Statistical Manual of Mental Disorders）」のことで、「５」は第５版を意味します。現在は二〇一三年に改訂されたＤＳＭ－５が最新版で、日本でも精神疾患の診断で使われています。

そのＤＳＭ－５ではＭＣＩについて次のように書かれています（ＤＳＭ－５においてはＭＣＩと言わずに「Mild Neurocognitive Disorder（軽度神経認知障害）」としています。ややこしくなるのでここではＭＣＩのままで進めます）。

A　一つ以上の認知領域（複雑性注意、実行機能、学習および記憶、言語、知覚―運動、社会的認知）において、以前の行為水準から軽度の認知の低下があるという証拠が以下に基づいている

（1）本人、本人をよく知る情報提供者、または臨床家による、軽度の認知機能の低下があったという懸念、および

（2）可能であれば標準化された神経学的検査に記録された、それがなければ他の定量化された臨床的評価によって実証された認知行為の軽度の障害

B　毎日の活動において、認知欠損が自立を阻害しない

C　その認知欠損は、せん妄の状況でのみ起こるものではない

D　その認知欠損は、他の精神疾患によってうまく説明されない

じつはここで重大な概念の整理をしています。それは認知症とＭＣＩを連続する概念として規定していることです。つまり、ある基準を下回ればＭＣＩと診断する。さらにＭＣＩとされる基準を下回れば認知症と診断する。そんなふうに二つの（認知症とＭＣＩ

の）状態を連続させたのです。

仙台のいずみの杜診療所の山崎英樹先生から教えてもらい議論させていただいたのですが、右のような手続きに従って判断するような手法を「類型分類（typology）」といい、医師の持っているすべての知識で頑張って診断することを「疾病分類（nosology）」とする見方があります。現在の精神科領域における病名診断は疾病分類をめざしながらも類型分類に留まっているようです。そしてＭＣＩ診断は類型分類しかいまのところないのです。

ＭＣＩとは認知症になりやすい状態のこと

いまの説明をわかりやすくするために、血圧の検診を例にあげてみましょう。

たとえば集団検診をしたところ、収縮期血圧が１５０㎜Hgを超えている人が一〇〇人いたとします。再び検診をしたところ、そのうち五〇人が１５０㎜Hgを下回りました。なぜなら最初の検診ではたまたま血圧が高かった人が五〇人いたからです。ですから一度の検診で１５０㎜Hgを超えているからといって、すぐに高血圧症と診断されるわけではありません。

ＭＣＩも同じです。一度ＭＣＩの診断基準でＭＣＩの人々を抽出する。翌年彼らを調べるとＭＣＩではなくなっている人が一定数いるはずです。つまり、ＭＣＩは罹《かか》ったとか治ったという、病気のような性質を持っていません。ＭＣＩとは「認知症になりやすい」状態を規定しているにすぎません。ですからＭＣＩと一旦診断されても翌年状態が戻る可能性があります。

いまＭＣＩを対象とする新薬が承認される可能性が出てきました。新薬に健康保険がきくかどうかは大きな関心事になります。最終的にどういうコンセンサスが得られるのかはわかりませんが、ＭＣＩそのものはいま述べたように病気ではありません。

ただしＭＣＩの状態でも踏み込んで検査した際には、たとえば脳の海馬周辺の変化がすでに始まっている人もいます。あるいは、新薬のターゲットとなっているような異常なたんぱく質が脳に溜まっている人もいます。新薬の対象者に対してそんな認識を持てば、ＭＣＩを制度上の疾病として認定がおりてもよいのではないか、と個人的には思っています。今後の議論が待たれます。

ＭＣＩを正確に診断できない

しかしそれ以前に問題があります。ＭＣＩの診断は、ＤＳＭ－５に従えば「複雑性注意」「実行機能」「学習および記憶」「言語」「知覚―運動」「社会的認知」の六つの領域について、標準化された機能検査によって一つ以上の領域で軽度の低下が認められることが必要とあります。しかし、いまの時点ではＭＣＩの定義に従って、もれなく調べることができません。その理由は、実際に医療機関で使える、必要とされる六つの検査のセットが出揃っていないからです。

つまり現実にはＭＣＩの人々の取りこぼしがあることになります。現在はたとえば臨床試験などでは、それぞれの都合に応じた「ＭＣＩ検査らしき」検査方法が準備されているにすぎません。

実際に薬が承認されてからでは困るはずです。どうやって投薬の対象であるＭＣＩの人々を絞るのでしょうか。さらに新薬を投与してもその薬の効果をどうやって測定して本人に返すのか。この問題は深刻です。ちゃんと効いているかどうかがわからない状態で、高価な（私見ですが、値段の高い薬となるでしょう）薬を使い続けることができるのでしょうか。これはいまの認知症に関する薬の効果についても同じ問題を抱えています（第4章で触れます）。

したがってＭＣＩと軽度認知症を区別できるような神経心理学的な検査を充実させる必要があります。実際の臨床現場で使えるようになるためには、これらの検査方法に求められる性質は、ここで挙げた以外にもまだまだあります。実際に作ろうとしても通常のように疾患の人を集めて調査するなどといった方法ではうまくできません。手間とかなりの資金が必要です。ともかくいまの日本ではＭＣＩを厳密に診断できないのです。「ＭＣＩらしき診断方法」はあるのですが、そもそも「ＭＣＩらしき診断方法」の精度すら測定できないのです。

認知症は治るのか

話を元に戻します。智子さんは果たして認知症が治ったのかと言えば、話の経緯からそうでもなさそうです。

しかし特発性正常圧水頭症など、治療可能な認知症があるとも言われます。脳梗塞や脳出血に伴う認知症も発症時点よりも回復することがあります。体調や薬剤によるせん妄状態（第４章で説明）も認知症と間違われやすい。そういう問題が除外できた上で、診断や治療のガイドライン（医師の虎の巻、識者が力を入れて編纂する診断治療のルールブック）

に従って認知症と診断した場合、回復することはほぼありません。老化に近い感触です。一方向に進行する。

ただし前述したように、ＭＣＩ（軽度認知障害）は別です。「ＭＣＩが治る人がいる」という表現は間違いです。

私が智子さんにそのとき言えたのは、次のようなことです。

智子さん自身は診断を取り消されたことで何も変わっていない。一旦認知症と診断されたのも、その結果生活が一変したのも事実です。そして私自身が診させていただいている方の中で、こうした体験をされたのは智子さんだけではありません。いまの時代、認知症診断が難しくなりつつあります。おそらく智子さんのような体験は、今後もっと多くの人々の上に降りかかることでしょう。認知症の診断の齟齬《そご》で苦しむ人も増えると思います。そのことを智子さんならご自身の体験から伝えることができるのではないでしょうか。

私が伝えたことは、彼女にとって慰めにすらなっていなかったかもしれません。でも、私は智子さんの、認知症の人々のために何か役立つことをしよう、という姿勢には本当に敬服しています。

（2）自分が自分でなくなる不安

着物を盗られたんです

診察室に幸子さん（八二歳）が娘の博子さん（五〇歳）と一緒に入ってきました。

博子さん「母が最近ずっと、隣の人が来て着物を盗ったって言うんです」

私「えっ、ほんと？」

博子さん「そんなことないんです。その着物、昔に捨てたんですし」

幸子さん「いや、盗っていったのよ」

博子さんが苛立《いらだ》ちとともに母親の幸子さんに向かって、

博子さん「誰が？」

幸子さん「隣の山田さんよ」

私「……」

博子さん「そんなことないのよ。三年前に捨てたでしょ」

幸子さん「違うの。夜よ。留守にしたでしょ。あのときよ」

私「……」

博子さん「だから、おかあさん。それは違うの。盗られていないの」

幸子さん「違うの。盗られたのよ。夜よ」

私「……」

こういうやり取り、よくあります。

「もの盗られ妄想」とは捉えない

たぶん着物は盗られていません。でも盗られたと幸子さんは確信している。長年診療していて、こういう話は珍しくありません。認知症の教科書には「周辺症状」の「もの盗られ妄想」と書かれています。

しかしそういう括りはよくないと思います。とはいえ、この状態のままで暮らすのは本人も周りの人も悩ましいものです。間違っているのは幸子さんです。事実と違うことを主張しているのです。

ところで事実と異なることを主張するのは悪いことなのでしょうか。正しいことを人に求める。これって正しいことなのでしょうか。この会話のどこに問題があって、それをどのように解決したらよいのでしょうか。

じつは事実と異なることを主張することは、誰にでもあります。いわゆる記憶錯誤です。記憶錯誤というのは、記憶したもの（あるいは事実）とは異なる記憶（らしきもの）を引き出すことです。しかも記憶錯誤は自分一人では気づけない。

たとえば、あなたは昨年自分の誕生日会をやった。そのときに友だちが四人で居酒屋で飲み会を開いてくれた。そう確実に思っていたのに、そのときに参加していた一人が、いや五人だったよと言う。この時点まではお互い自分が正しいと確信している。でもどちらかの主張が事実とは異なるはず。似たようなことは、おそらくあなたの周りでも頻繁に起こっているはずです。

記憶らしきプール

ところで認知症で典型的な「記憶のしづらさ」があると、記憶として脳に保持するのがなかなか難しくなります。

私は大勢の認知症の人々とお話ししていて、幸子さんと博子さんの会話のような場面にたくさん出くわします。するとだんだんと私の中で、「人というのは、息災に生きていく上で、一定の記憶らしきもののプールが必要なのではないか」と考えるようになってきました。

「らしき」と書いたのは、認知症の人の場合、「記憶」とは明瞭に呼べないからです。私も六〇歳を目前にして、やはり昨日のことがあまり明瞭に思い出せない。食べたもの、出会った人を思い出すのにきっかけが必要になってきた。三日前の晩ご飯。思い出そうとしても思い出せない。しかし三日前に晩ご飯を食べたという確信はあります。ついでその内容をきっと記憶しているだろうという期待もある。そういう記憶らしきプールが頭の中にある、と感じます。それがあるから昨日と同じ自分でいられるような気がするのです。

自我（自己同一性）の問題です。よくある哲学的な課題ですが深入りできる能力が私にはありませんので、ここでは簡単な仮定のみとします。いまの時間の自分が自分であるという確信があるのは寸前の記憶らしきプールがあるから、という仮定です。

事実とは異なっていても、このプールに蓄えられた記憶らしきものは、本人にとってはビビッド（鮮明）な記憶に等しいと考えるのです。そうするといわゆる「もの盗られ妄想」を本人の視点で説明できるようになる。

さて自分が認知症で記憶のしづらさがあったとしたら……。（自我を保つには）一定量の事実の記憶を溜めることが必要ですが、記憶のしづらさが生じると、新しい記憶の流入量が減り、必要な量がプールに溜まっていないということになります。その場合には無意識に、（おそらく前頭葉でつくられた）その人なりに整合性のとれた記憶らしきものがセットされる。

それが記憶錯誤であっても、そうやって自我を安定させているのではないかと思うのです。

それなのに周囲から、せっかく溜めた記憶らしきプールに入っている情報が、間違っている、と指摘され続けるとします。こうした場合、その指摘を受け入れてしまうと自分でいられる確信が薄らぐのではないでしょうか。存在不安（自分の存在がどうなってしまうのかという不安）に襲われる。記憶錯誤だとしても、その記憶らしきものは、その人にとって大切なものである可能性があります。

記憶らしきプールの効用

そう考えると、事実の通り、「盗まれた」着物はないことをそのまま幸子さんに主張し、納得してもらうことは得策でしょうか。娘の博子さんが事実に従って訂正しても幸子さんは簡単には折れない。着物が盗られたことに対する強いこだわりがあるのは当然のことです。

もし博子さんが「記憶らしきプール」の仮説を知った上で、再び同じ会話のシーンがあったときには、「事実の重視」から、そうではない「関わり合いの重視」へと、視点が変化していくのではないでしょうか。もの盗られ妄想と説明する教科書には「本人の言うことを否定しないこと」などと書いてあります。事実を押し付けない方法の一つとして、「否定しないこと」としたのだと思います。

ただし私は、やみくもに誤った事実を肯定せよ、と言いたいわけではありません。それよりもまず、「本人が思っている事実」をじっくりと聞くことから始まると思うのです。この「記憶らしきプール」の話を手掛かりにして話し合いを進めるとよいと思います。そもそも認知症でなくても、なまじ「事実の認識」の食い違いがあると、双方自分の事実の主張が始まり白熱します。その話し合いは、たいていはうまくいきません。「事実争い」が白熱することでうまくいくようなら、世界で起こっている戦争の大半はなかったでしょうから。
この記憶らしきプールの仮説が、仮に真実でないとしても、記憶のしづらさがある人を洞察するときには役に立つでしょう。認知症の人の存在不安と周囲も向き合わなければならない、という予備知識は、これからの認知症の人との関わり合いの中で大事なキーワードになると思います。

(3) なぜ、なんども同じことを言うのか

「今日はいい天気ですね」

息子の弘さん(五二歳)が母親の芳子さん(七六歳)を連れて初診にやってきました。
私「すみません、いまから診察をさせてください」
と言って聴診器を用意すると、
芳子さん「今日はいい天気ですね」
私「そうですね。(聴診器が)ちょっと冷たいですよ」
聴診器を当てようとすると、

芳子さん「はい。今日はいい天気ですね」

私「そうですね。いい天気です。ちょっと足を見せていただけますか」

靴下を下げて足を触ろうとすると、

芳子さん「はい。そういえば、いい天気ですね」

芳子さんの足首をしばらく押してみる。するとくぼみができても戻りません。

私「足が少しむくんでいますね。動いたりすると息が上がりませんか」

芳子さん「いいえ、そんなことはないです。でもね、今日はいい天気ですね」

弘さん「お母さん、いい加減にしなさい！　先生の診察の邪魔でしょ」

同じことを繰り返す理由

なぜ同じことを繰り返し言うのか。よくある説明では「いま言ったことをおぼえていられないから」。でも、それでは不十分です。共に暮らす配偶者や子どもとこのことが原因で口喧嘩になってしまうことを、しばしば聞きます。「しつこい」「なんど言ってもわかろうとしない」。そんな認識を持ってしまうと、そのあとは泥沼にはまってしまいます。お互いに苛立ちます。良かれと思って言ったことが裏目に出ます。

認知症の大きな特徴の一つが「記憶のしづらさ」です。少し前の会話も記憶しづらい場合があります。先ほどの芳子さんの場合はどうだったのでしょうか（ほとんど間を置かずに同じフレーズを繰り返すといった保続や常同行動などには、専門的には前頭葉症状も原因として挙げられますが、ここでは記憶のしづらさを原因としています）。

私の態度がきっと硬かったのでしょう。おそらく、その場を和ませよう、などと考えたのでしょう。窓からは明るい日差しに照らされた風景が見えます。芳子さんにとっても、気持ちの良い午前だったのでしょう。今日の天気の話題は、会話にうってつけです。

「今日はいい天気ですね」。私も全く同感でした。この言葉はまさに芳子さんの意図を反映した結果が得られました。そう伝えることで、私も和みました。

しかし、芳子さんにとって、私の態度がまだ硬かったのでしょう。そこで再度同じ気持ちで、声をかけなくては、と思ったのだと思います。頭で記憶らしきプールを検索。もっともいまのシチュエーションに合った言葉を探す。「今日はいい天気ですね」がぴったりです。記憶のしづらさがあるから、この言葉をちょっと前に使ったのは記憶できていない。だから再び「今日はいい天気ですね」だったわけです。

息子さんの世界観では、同じ言葉を繰り返すことは、私に対して失礼なのではないかと恐れた。だからは母親を叱責《しっせき》したわけです。ともかく芳子さんの、場を和ませたいといった前向きな言動が「今日はいい天気ですね」の繰り返しの発言の原因です。

別の場合もあります。三日も前から「明日病院よね」と繰り返し尋ねて、家族が辟易《へきえき》する、というシーンがあったことを、しばしば家族から診察の時に聞きます。

その繰り返しには、明らかに不安が伴っています。ミスしてはいけない、きちんと物事をやらなくてはならない、という思いからでしょう。記憶のしづらさがあるのですから、同じセリフで繰り返し確認しないと気が済まない。

こうした場合、大きな文字で書いて食卓の上においておくなどが功を奏する時もあります。繰り返し尋ねる裏に、そう言葉を発する原因となる気分が必ずあります。その気分が消極的な不安や恐怖であれば、本人は苦しむことでしょう。一方、気遣いや楽しくてワクワクしている場合にも、同じセリフを繰り返すことがあります。

私の場合、芳子さんに対してしっかりと向き合っていなかったことについては反省しかないのですが、前向きにその人と共にいることのできる瞬間でもあり、たとえ繰り返しの発言であっても貴重な時間なのだと思います。

（4）認知症になれば「本人は幸せ」か

居酒屋にて

とある認知症関連事業の企業の人たちとの会議後、居酒屋で打ち上げをしました。その席で隣に座った幹部の山下さん（六〇歳）から問いかけられました。

山下さん「先生。認知症になる体験ってやはり苦しいのでしょうね」

私「いままでたくさんの人とお会いしました。なかには本当に苦しむ人もいます」

山下さん「でも九〇歳を超えて認知症になっても、苦しむもんでしょうかねえ」

私「年齢は関係ありません。山下さんはまだお若いと思いますが、ご自身の歴史を振り返ってみてください。年齢が進めば、諦めがつきましたか？　死ぬ覚悟はつくようになるかもしれないけれど、歳をとるだけ、近しい人との死別を重ねるし、体も弱る。仕事上の展望もしぼむ。気分の上では弱り目に祟《たた》り目。歳をとってからの認知症になる苦しみって、若い時よりも堪《こた》える可能性だってあるでしょうね」

その二時間後、

山下さん「いやあ、先ほどのことなんですけどね」
私「えっ、なんでしたっけ？」
山下さん「私、先生に謝ります。すみませんでした」
私「えっ？」
山下さん「九〇歳を超えて認知症になってもそれは大した問題ではない、と言ったことですよ」
私「あー」
山下さん、なんだかいい人だなあ、と思いました。大きな会社で出世する理由もわかる気がしました。
別の席から「先に認知症になったほうが幸せですよね」という話が聞こえてきました。山下さんの部下だったこともあって「あいつら、バカですから。あとでこってりと締め上げておきます」と苦虫を嚙み潰したような顔で小さな声で吐き捨てるように私に言いました。「パワハラですよ」と私も小さい声で言いました。お互い噴き出してしまいました。
認知症か、あるいは近い将来認知症になる私たちにとって重要なのは、幸福とか不幸とかを決める前に、そもそも認知症の体験とはどういうものかを知ることです。表面的な症状の話ではなくて、もっと根深い（自分が自分でなくなるのではないか、という）存在不安の話です。認知症を自覚する分だけ存在不安が増すのはいまの時代当たり前です。そういう文化だから。認知症の人が亡くなってから、ご本人の日記が見つかった、というのは枚挙にいとまがない。そこには同じようなことが書かれています。「これから私はどうなるのか」「どんどん壊れていく」「迷惑をかけたくない」「一人では出歩かない」「迷惑をかけてごめん」などという言葉です。亡くなってからその人の日記を見つける。するとそんな言葉が書いてある。これには胸が締め付けられます。

自分が自分でなくなるという感覚

自分が自分でなくなるという予感は本人にとって恐怖以外の何ものでもないでしょう。その恐怖を見聞すれば、もう「認知症になれば本人は幸せだ」なんて言えなくなります。ところで、自分が自分でなくなる、という予感は正しいのでしょうか。本当のところ私にはわかりません。これだけは、あるのかないのかを証明しようがないのです。

訪問診療を通じて、しっかり話せる状態から何も話せなくなり、そして亡くなる方々を多く見てきました。そういう過程にお付き合いすると、どうしても「最後にはわからなくなる」とは思えなかった。その人がたとえ正確に記憶を辿って自分のこれまでの生活歴を言えなくなっていても、話せなくなっても、です。

どういう状態になってもその人にはその人なりの自分がいるという確信が私にはあります。そこに理由はありません。これまで認知症の人々と出会ってきた体験からくる私の信念です。

たとえばあなたが認知症になって、時間が経ち、話すことも難しくなったとします。そのとき周りの人からどう思われたいか、ということに繫がる話です。「その人なりの自分がいる」という眼差しを周囲の人に持ってもらえるだけでも救われる気がするのです。

私は認知症になってから人生が好転したという人にも会ってきました。認知症になってから「仲間」と思える人に出会い、それは素晴らしいことだと手紙に記した人もいます。また自らの認知症の体験をもとに認知症の人の心の支援をする活動を始めた人にも出会いました。こういう体験ができれば素晴らしいことだと思いませんか。

第3章　認知症という〝症状〟の真実

（1）なぜ認知症の人が「さっきも言ったでしょ」と言われると怒るのか

もの忘れと「記憶のしづらさ」

康子さん（八〇歳）が同居している娘の洋子さん（五四歳）とともに初めての検査の結果を聞きに診察室に入ってきました。診察室ではＭＲＩ画像がモニターに映し出されています。

私「この部分に少し隙間があります。そしてこの部分が少しやせてきています」

私は康子さんご本人に向かってご自身の脳の状態を説明します。当たり前のことです。ところで私が「この部分」といった場所は海馬と言われている部分とその周辺です。

康子さん「へー、そうなんだあ」

私「ほかの検査の結果も見てですね、記憶のしづらさが以前よりもあると思うんです」

娘の洋子さんは母親の康子さんを諭すような口調で、

洋子さん「そうよ。おかあさん、最近忘れっぽいもんね」と言いました。
私「いやあ、忘れてはいないんですよ」
洋子さん「えっ？」
私「最初は屁理屈に聞こえるかもしれません。でももの忘れではありません。記憶のしづらさです。かなり重大な違いがあるんです」
私はすでに本書でなんどか「もの忘れ」ではなく「記憶のしづらさ」という言葉を使っています。どういうことでしょうか。

記憶とは

現時点で記憶という過程全体についてわかっていることは何でしょうか。

まず、どの本にもあるように、記憶とは、外の情報を脳に「入れる」「持つ」「出す」という過程であること。さっき食べたご飯のことを思い出そうとすると思い出せる。難しい漢字をなんども写して書き取りをするといつの間にか自然に書けるようになる。不思議です。情報をどのように脳に入れるか、どんな状態で持っているのか、どのようにしたら出せるのか、についての仕組みはわかっていません。わかれば受験勉強や仕事に相当役立つはずです。いまは単純に「入れる」「持つ」「出す」という過程があること、だけを考えます。これだけでも認知症と生きていく上で重要な示唆が得られます。

記憶の過程

いまのところ、記憶の過程の「入れる」を担当しているのは、海馬やその周辺らしいということがわかっています。つまり脳への玄関というわけです。

玄関としての機能は、質問による記憶の検査（専門的には神経心理検査という）で測れます。

そして、その玄関の前にはもう一つ「作業記憶」という玄関が存在すると仮定されています。作業記憶という過程があると仮定すると、記憶という体験をよく説明できるのです。

たとえば、AさんがBさんに「いまから言う数字をおぼえてね。２６９１だよ」と言います。そのあとBさんに「じゃあ復唱してみて」と訊く。するとBさんから即座に正確な答えが返ってきます。このとき「２６９１」はBさんの作業記憶に一旦蓄えられた、と考えるのです。時間をおかなければ即答できる。専門的には「即時再生」と言わ

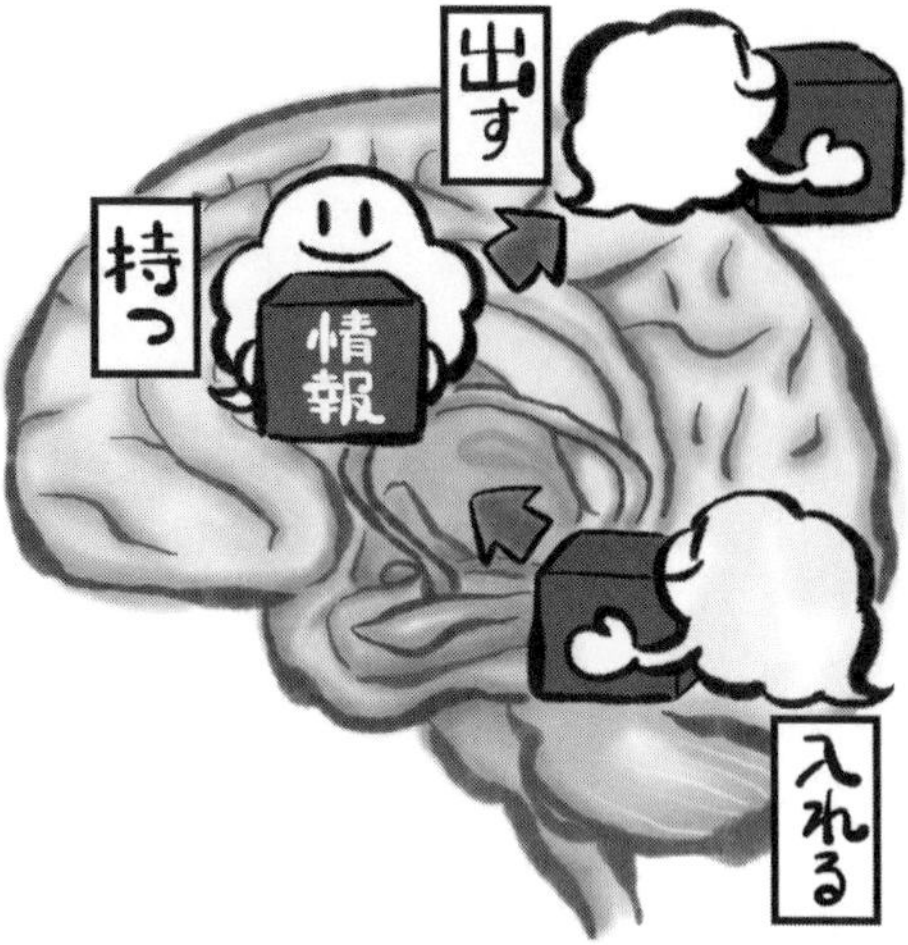

れます。
　この作業記憶は、便利なものですが、ほんの短い時間、少量しか情報をとどめておけない。数値でいえば通常六から八桁くらいまで。「４１５６０１８９９１」と一〇桁になると難しい。この数列一つひとつの数値を丁寧に発音しておぼえてから復唱してみてください。たぶん復唱できないでしょう。作業記憶が一時的に蓄えられる量はこの程度です。
　さて作業記憶に書き込んだ情報を消してみましょう。目の前にいる友人に先ほどの「２６９１」をおぼえてもらって、そのあと「そういえばさあ、昨日何食べた？」「えっ、ハンバーグなんだ」「デミグラスソース？」「いや、和風なんだ」とか数分間話してから、「そういえば、さっき言った数値教えて」と尋ねてみてください。

このとき途中で入れた「ハンバーグのやりとり」を「干渉課題」といいます。その課題をこなしているうちに、作業記憶が塗り替わったと考えます。もし友だちが答えられたとすれば、その記憶は海馬を通じて数値が頭に入ったと考えます。このとき数値を想起（思い出すことが）できなければ、海馬を通じて入らなかったと考えます。つまり、「記憶していない」と考えます。

「記憶しづらい」ことと「忘れる」ことの違い

家の食卓でよくある会話です。

娘「食べたらお醤油、棚に戻しておいてね」

母「あっ、醤油ね、わかった」

ご飯を食べて後片付けを母親がしています。醤油はテーブルの上のまま。

娘「えっ、お母さん、さっき言ったじゃん。片付けてね、って。もー」

次に来る母親のセリフを考えます。さて、ここから二つの思考実験をします。

まず、「醤油を戻しておいてね」と娘から言われたことをおぼえている場合。母親の返事はおそらくこんな感じです。

「あっ、そうだった。ごめん、ごめん」。あるいは親子の関係性によっては、「まったく、あんたは。そうやってすぐ人のことを責めるんだから」かもしれません。母親には忘れた自覚がある。だから即座に悪いと思って謝罪したり、あるいは忘れたことに対して自らを正当化したいがために逆ギレをするかもしれません。

それでは、「醤油を戻しておいてね」と言われたことをおぼえていない場合はどうでしょうか。おそらく「えっ、そうだっけ?」のような返答を母親はするでしょう。心もとない感じの、不安混じりの返答でしょう。しかしこのやりとりが毎日のように続けば、もう「えっ、そうだっけ?」とはならないはずです。母親は「なぜ、娘は怒っているの?」「何か、私悪いことした?」と心の中で思い始めるでしょう。それはごく普通の心の動きです。さらに続けばこの気持ちを娘にぶつけるようになるでしょう。関係性に深刻なヒビが入り始めます。

この場合、前者の心の過程は忘れる体験です。おぼえていたのにその時、すっかり忘れていた。一方後者は心の中で忘れた体験がありません。確かに忘れてはいない。おぼえていないのですから。そもそも、おぼえていないものを忘れることはできない。屁理屈のように聞こえるかもしれませんが、この違いは重大です。

「もの忘れ」という言葉から始まる悲劇

アルツハイマー型のように、海馬ならびにその周辺がやせてくるようなタイプの認知症の場合、往々にして以前よりも記憶がしづらくなります。「記憶しづらい」ことと「忘れる」ことは全く違います。記憶の過程を経ていなければ、忘れるという体験も、しないのです。

でも世間では「もの忘れ」とよく言います。認知症の本人ですら「忘れっぽくて」と言ってしまいます。でも実際は忘れていないのです。「記憶しづらい」ことと「忘れる」ことをごっちゃにしてはいけません。

忘れた体験をしていない人に「すぐに忘れるんだから」と指摘し続けることは危険です。言われた本人は、最初は愛想笑いをするかもしれません。でも四六時中指摘されたらとても嫌な気分になります。そのあとに何が起こるかは想像に難《かた》くありません。極端なことを言えば、その延長に殺人が起こるかもしれません。

忘れた体験を経ていないにもかかわらず「忘れた」と言われ続け、そう決めつけられることは苦痛以外の何ものでもありません。しかも「もの忘れ」と指摘し続ける周囲の人は善意から言っています。医師、企業の宣伝、メディアでも「もの忘れ」と言っているくらいです。だから良かれと思って、そう指摘することが正しいと思っているでしょう。でもその先には悲劇しか待っていません。

訓練する対象がずれている認知症予防法

脳トレとかサプリとかの宣伝や認知症予

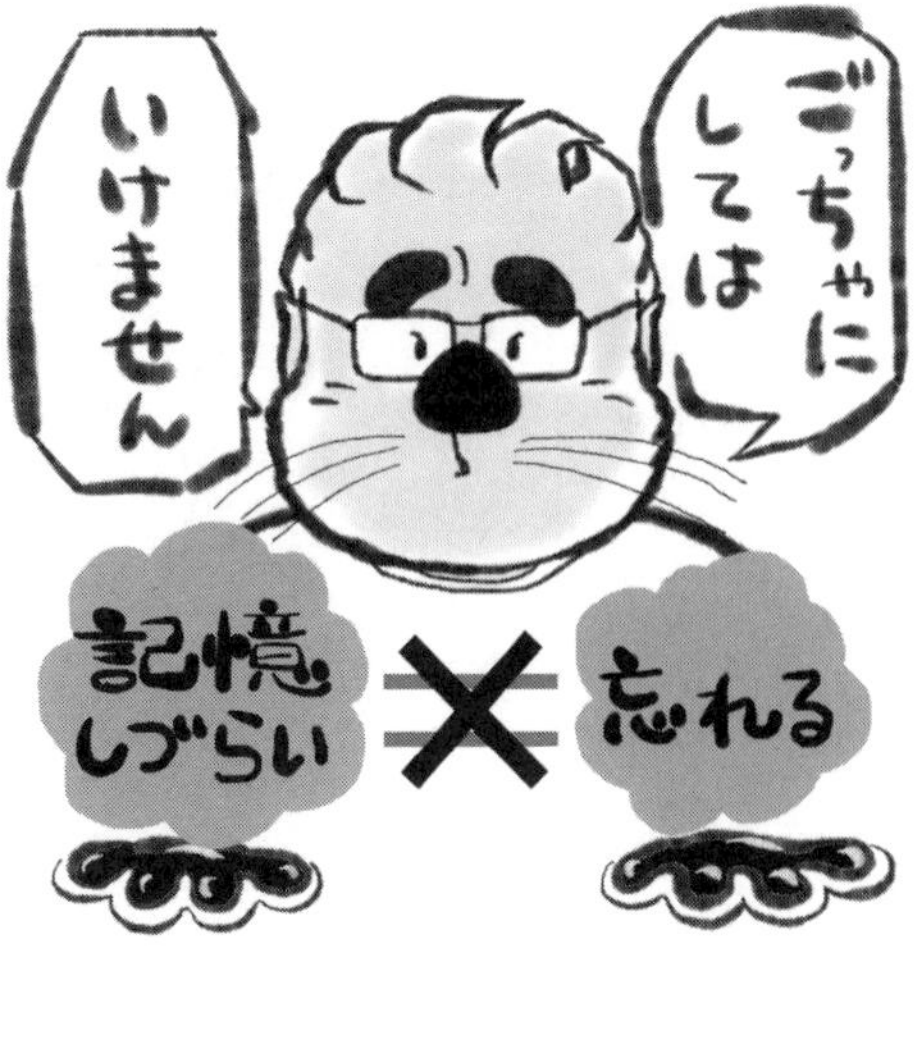

ごっちゃにしては
いけません
記憶しづらい
忘れる

防の番組も、日々、目に飛び込んできます。どれも嘘なのに、です。でも藁《わら》にもすがる気持ちで見ているうちに、誰もが「なんだ、頑張れば、記憶ってよくなるのではないか」という気分になるはずです。家族は、本人に頑張らせれば「もの忘れ」が進行しないのではないか、という期待が膨らみます。認知症の本人もそう思ってしまう。

認知症における認知機能低下は記憶だけではありません。注意の低下も引き起こす場合があります。「ガムを嚙みながら階段を降りられない」「バックグラウンドミュージックがかかっていると食が進まない」など。意外にも「トイレに五分おきに行く」という人もいました。注意の能力のうち集中する対象を切り替えることが苦手になって、そうした症状を生じることがあるのです。

つまり注意する能力が落ちているのです。認知症になる前には、同時に複数のことを意識せずにできていたのですが、同時にできなくなります。そういう人にとっては、道を歩くことも、以前より危険になります。そうすると、転ばないでぶつからないで安全に歩き続けるには、注意すべき対象を減らすしかない。

だから「認知症予防」と称して倍数を言いながら公道を歩く、などということを私は決して勧めません。計算ドリルなどもそうですが、これらは認知機能のうちの注意という機能に対する訓練です。「記憶のしづらさ」に対する訓練ではありません。

注意とは、認知機能全般を底支えするはたらきとしても考えられています。記憶も注意する能力が低下すると障害されるように見えます。私たちも、眠い時にいろいろと記憶させられても翌朝おぼえていないのは注意の能力が低下しているからです。逆に注意の能力が改善すると見かけ上の記憶は改善します。

その他よくあるものとしては、たとえば漢字の書き取りとか、昨日食べたご飯を思い出す、といった課題が認知症予防法には多いと思います。でもそれは先に説明した記憶過程の「入れる」の訓練ではありません。「持つ」「出す」の訓練です。つまり苦手になった部分の訓練ではないのです。大方の脳トレなどの認知症予防法は、そもそも訓練すべきターゲットがずれています。

認知症予防法は人の心を痛めつける

先述のように、「頑張れば、もの忘れを克服できるのではないか」という誤った思い込みには二重の過ちがあります。すなわち「記憶のしづらさ」を「もの忘れ」と誤ってしまうこと。それと世間の歪んだ認知症予防法の取り上げ方のせいで、認知症の本人のみならず家族をも巻き込む悲劇を生んでしまうということ。

小さい頃から可愛がっていた娘から優しく「お父さん、なんだかすぐに忘れちゃうんだよね」と言われます。ある日脳トレのドリルが机にそっと置いてある。愛する娘は一生懸命認知症の父親のために本屋さんを歩きまわり、やっと手に入れた本でしょう。脳トレを娘から託された父親は精一杯娘のことを気遣い、すぐにでも脳トレを始めることでしょう。

でも日が経つにつれて脳トレがだんだんできなくなる。そうやってできなくなる自分に対して、娘の思いに応えられない自分に対して、二重に涙を流しながら脳トレをやり続ける。善意に囲まれ地獄に生きる、とはこのことです。

息子に怯える母親

当院の受付で、以下のような親子のやりとりがありました。

靖史さん（五七歳）「お母さん、保険証は？」

和子さん（八四歳）「あれっ、カバンにないよ」

とおどおどしながら、ポケットに手を当てる。

靖史さん「違うじゃん、そこじゃないでしょ。いつも言っているでしょ、カバンの内側でしょ」

じつは靖史さんは一緒に出てくるときには保険証を確認し、和子さんに渡してカバンの所定の場所に入れさせてありました。

和子さん「あれっ、やっぱり、ないよ」

ほとんど怯えに近い自信のない声で答える。

靖史さん「だから、そこじゃなくて、こっちでしょ」

結局、靖史さんが所定の場所から保険証を取り出し、受付に渡す。

診察の折に和子さんの隣に座った靖史さんに、このやりとりについての顚末《てんまつ》を聞きました。靖史さんは根っからの母親思い。訓練すれば認知症の進行が遅くなるという固い信念があるようでした。だから受付での母親に対する厳しい訓練に繋がったと言います。

私は和子さんにそっとこう尋ねました。「ねぇ、息子さんに怯えてるんでしょ」。すると和子さんは、いきなりその場で泣き出してしまいました。靖史さんもその姿を見て唇を嚙みしめ言葉を失っていました。

「もの忘れ」に対してすべきこと

靖史さん、当院に診察に来る前まで和子さんに「どうして忘れるのっ」というセリフを日常的に連呼していたようです。和子さんが怯えるのは当然です。人間関係は悪化の一途です。

まずはそうならないために「記憶のしづらさ」は「もの忘れ」ではないことを知るべきです。認知症予防の怪しげな情報に踊らされ、「頑張れば、進行しない」ことに軸足を置いて認知症の人の人生を考える、などという愚を犯さないことです。こんなたとえ話を診察室ではします。

「たとえば目の前に足の悪い友だちがいるとするでしょ。その友だちに向かって『なんで走らないのっ』とは言わないでしょ。だって走れないの、知ってるもんね。その代わり、杖を持ってくるとか肩をかすとかするでしょ。必要な配慮をしますよね。なのに記憶しづらい人に対して『なんで忘れるのっ』と言ってない？　それって足が不自由な友だちに無理やり『走れっ』て言い続けているようなもんだよ。記憶のしづらさは外から見てもなかなかわからないし、世間ではもの忘れと言われているからね。でも『この人は忘れやすい人だ』と思って付き合うと、人間関係壊れるよ」

合理的配慮について

日本には障害者基本法という法律があります。二〇一一年に大改正が行われました。理由の一つは障害者権利条約（障害者の権利に関する条約、Convention on the Rights of Persons with Disabilities）の批准であったのだと思います。この条約は二〇〇六年の国連総会で採択されたものです。

日本の参加は遅く二〇一四年一月に批准しました。障害者権利条約は「Nothing about us without us!（私たちについて私たち抜きで決めないで！）」というスローガンが有名です。障害者の視点が強調されている点で特徴的であるとされています。

もう一つの目玉が「合理的配慮（障害のある人が他の人と同様の人権と基本的自由を享受できるように配慮や調整を行うこと）」という考え方です。

残念ながら認知症施策推進大綱には合理的配慮という言葉はありません（二〇二〇年六月の本書執筆時点では認知症基本法案がまだ国会を通過していませんので、その点にはご留意いただきたいのですが）。でも認知症においてもこの「合理的配慮」が必要だと思うのです。

そこで配慮すべき対象の一つに「記憶のしづらさ」があります。しつこいようですが、もの忘れでなくて記憶のしづらさ、です。「記憶のしづらさ」を略したり簡単に言い換えたりしないほうがいい。そして「もの忘れ」という言葉は捨てたほうがいい。このことに気づくだけでも認知症の人と共に暮らす人々にとっては随分と役に立つはずです。

記憶のしづらさに配慮した社会とは

「認知症対応型〇〇」なんて言葉がときどき目に入ります。家の内装であったり、壁の模様だったり、転んでも怪我をしづらい床材や浴室の手すりであったり。お薬カレンダーにも出てきます。ここではその中でも記憶のしづらさと関連することに触れます。

社会の仕組みは、おおよそ一般の人々がおぼえられる程度を無意識に想定して作られています。切符の券売機、スーパーでの買い物の仕組み、クーラーのリモコンの操作などなど。こうしたツールは、一定の「おぼえられる」程度を前提に、スムーズに使えるようにつくられています。

しかし、あるユーザーの「おぼえられる」程度が、想定した一般的な程度より少しでも下回ると、どうなってしまうのでしょうか。いきなり券売機で切符が買えない、スーパーで買い物ができない、クーラーがつけられないなどの不自由さが生じます。その不自由さを克服するには、別の人に頼るか、あるいは機械のシステムを改変したり買い物の仕組みを改善したりする必要があります。

違う例を出します。スーパーで高いところに品物があって手が届かない。ならば踏み台を持ってきてくれる人がいるかもしれません。そうしたらその人はその踏み台に乗れば取れます。しかしわざわざ踏み台を持ってくるよりも、はじめから品物を全部低いところに置けばいい。いままで届いていた人も届かなかった人も、大勢の人が楽に品物を取れるようになります。

良い社会実装（新たな仕組みが広く使われること）とは品物を全部低いところに置いてみんなが取りやすくすることに相当すると思います。ものや仕組みを認知症の人に配慮して作るのなら、たとえば一般の「おぼえられる」程度を表出し、そしてその程度を少し引き下げることを想像してものを作ってみてはどうでしょうか。

認知症にやさしい仕組みとは、じつは認知症の人だけではなくて誰にとってもやさしい仕組みのことなのだ、と私は確信しています。そもそも認知症の人のための商品を目指しがちですが、認知症の人だけをターゲットにした商品はあまり市場性を持たないのではないかと思うのです。しかし認知症になっても使いやすいものであれば、じつは誰にとってもより使いやすいもののはずです。

すなわちこれまでのものよりも、その分だけユーザーの数が上乗せされると思うのです。認知症になってからも暮らしやすい環境を官民問わず創造してもらいたいと思います。認知症施策推進大綱はそういう側面についても強調されており、それについては大賛成です。

（2）暴言・暴力は認知症の「症状」ではない

「暴言」をどう捉えるか

圭子さん（八二歳）が夫の康夫さん（八五歳）を伴い診察室に入ってきました。

康夫さん「いつもすみません」

私「あっ、こんにちは」

康夫さん「最近ね、これ（圭子さんをこっそりと指さし）の暴言が増えましてねぇ。

いやあ、本当に困ってしまって」

圭子さん「（康夫さんの言葉にかぶせるかのように）私じゃない！　怒鳴っているのはお父さんのほうでしょ！　（そっぽをむき）あー、こわい、こわい」

康夫さん（「ねっ」と私に目配せする）

私「そっかあ」

このあと、私は何をどうしたらよいのでしょうか。まずは認知症の人の「暴言」やら「興奮」やらが問題だから、たとえば、まずはおとなしくさせる薬を使う。そんなふうに説明する本もあります。でもそれはダメです。なぜなのか。理由をさっと示したいところですが簡単ではない。じつは認知症の闇（誤った思い込みから生じる不幸）はここにあります。闇から抜け出すにはどうすればよいでしょうか。

まずは「暴言」という現象についてどう捉えるのか、ということを考えます。しかも深掘りします。そこまでしないとこの問題解決の糸口は見えてきません。このことに関連するのですが、一見便利な「おとなしくさせる薬」についての功罪などの詳しい話は第4章で考えます。

「暴言」という「周辺症状」

圭子さんと康夫さんのような会話、診察室ではよくあります。でも一つ気になります。康夫さんが妻の圭子さんの言動を「暴言」と要約したことに対して、です。このやりとりを読んで違和感をおぼえた方もおられるかもしれません。じつはかつてはこのような表現はあまりありませんでした。

つまり現在、専門家（認知症医療関係者、介護関係者）ではない、たとえば家族でも認知症に関連した用語として、「不穏」「興奮」「暴言」「暴力」といった言葉を使うようになってきました。かつて専門家が使っていた言葉が広く使われるようになってきたのではないでしょうか。そもそも「認知症」という言葉もそうです。日本では二〇〇五年くらいに「痴呆症」から「認知症」になりました。いまや「認知症」という言葉を日本人のほとんどの人が知っています。

だから「暴言」の意味を理解するために、そのルーツを詳しく見ていきます。これまではこうした言葉は主に専門家によって発案され、広まりました。そして最終的には家庭に入り込み、個人の関係にまで影響を及ぼします。

では、いわゆる「暴言」について医師はどう考えてきたのでしょうか。旧来の認知症の教科書にこうあります。「認知症における『暴言・暴力』などを周辺症状と呼ぶ」。

また「暴言・暴力」の医学的捉え方はそれだけではありません。かつては「問題行動」、その後に「異常行動」。二〇〇〇年前後には「行動障害」、それ以降は「ＢＰＳＤ」、あるいはそれを日本語にした「認知症に伴う行動と心理における症状」という言い方もあります。

「周辺症状」という用語はこれらと並行してずっと使われてきました。しかしこれは間違いです。「暴言・暴力」は周辺症状ではありません。もう少し厳密に言うと「周辺症状」という〝症状〟はありません。では、なぜ周辺症状という言葉が使われてきたのでしょうか。

周辺症状という症状はない？

医学で使われてきた周辺症状の概念図を次ページに示します。

中核症状の周りにある症状を周辺症状と呼ぶ、というふうになっています。しかしこの図は誤りです。でも意外にいまだに使われています。

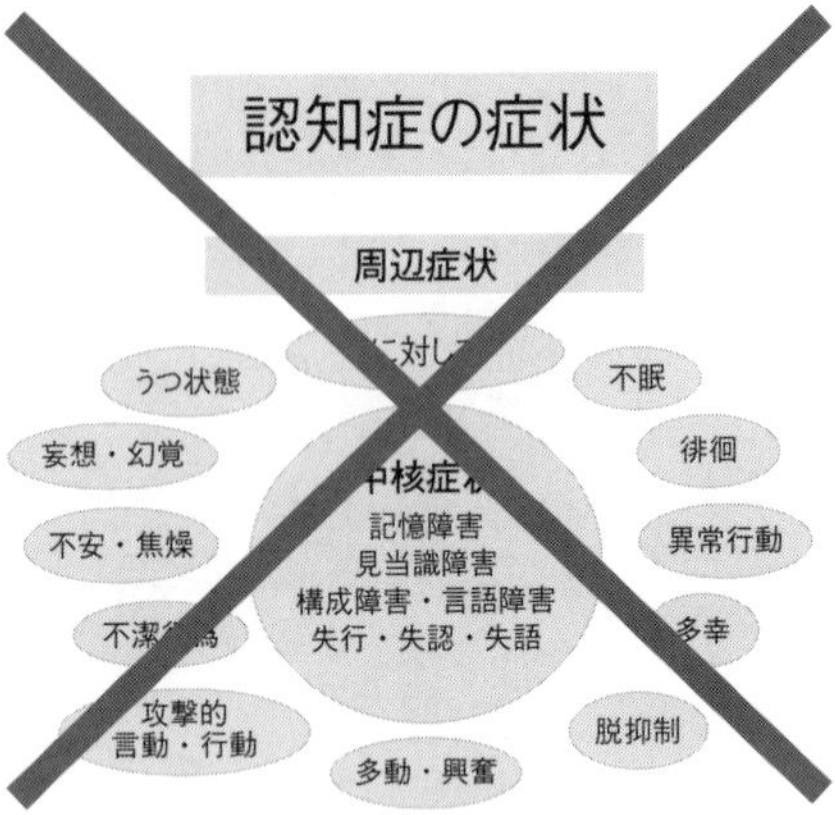

周辺症状概念図

なぜこれが誤りなのでしょうか。

そもそも医学的には、病気では原因に応じて中心的な障害があると見ます。

たとえば、すい臓がんのせいで血糖値が上がって糖尿病になっている。その説明は、すい臓のランゲルハンス島のβ細胞ががんで障害され、その結果インスリン分泌が低下して、末梢組織でのブドウ糖の細胞への取り込みが障害され、相対的に血糖値が上がる、となります（古い知識なので、いまならもっと正確な説明があるかもしれません）。

あるいは、足がむくんで歩くと息苦しくなる人がいたとします。足には異常がない。レントゲンを撮ると肺の下のほうが白くなっている。心臓のポンプの力が弱まっているのかもしれない。だから動くと十分に酸素を体に回せず苦しくなるのではないか。そのせいで足や肺に水が溜まるのではないか。心臓のポンプの力が落ちているということは心不全かもしれない……。

因果関係が明確になったら症状に応じて、すい臓がんと心不全の治療は別々に始まるでしょう。たとえば高血糖はすい臓がんの症状だし、息苦しさは心不全による症状だとします。

このように医学は因果関係を大切にします。がんは切り取れるものであれば切り取ります。薬や放射線で小さくなるのであれば薬や放射線を使います。

心不全の場合、心臓のポンプ自体の改善は難しいこともあり、まずは酸素マスクを使い人工的に酸素を多く取り込み息苦しさを改善させます。心臓のポンプに負担がかからないように足のむくみや肺の水を取るような治療が開始されるでしょう。

この因果関係を誤って理解して治療を開始すると、とんでもないことが起こります。心不全の症状を軽減しようとして、すい臓を取るようなものです。

周辺症状は中核症状以外の症状のこと?

ところが認知症についての医学用語においては、なぜかこの因果関係が歪んでしまうことがよくあります。周辺症状がその典型です。第1章で述べたように、認知症とは、持続的な脳の器質的な変化によって認知機能の変化があるものです。「脳の変化に伴って、それが直接の原因となって出現する症状」を中核症状とする、とされています。

ところでこの認知症の中核症状にも留意事項があります。脳の変化で認知機能が変化することが認知症の前提ですから、症状が出てくるとするのであれば、認知機能の変化によって生じるわけです。しかしこれは、誰にでも表立ってわかるような明確な症状ではありません。つまり中核症状といわれるものは〝症状〟としては存在していません(でも、ここにこだわると説明が進まないので中核症状があるとします)。

では周辺症状とはなにか。「中核症状」以外の症状ということになります。ここのカギカッコの中身(中核症状)をさっきの説明と入れ替えます。周辺症状とは「脳の変化に伴って、それが直接の原因となって出現する症状」以外の症状になります。つまり、周辺症状とは脳の変化とは関係のない症状のことです。認知症なら脳の変化を伴うとされている。つまり脳の変化がなければ認知症ではない。だから周辺症状とは認知症とは関係のない症状のことです。あれっ、これって変ですね。ですから矛盾を解消するには「周辺症状なんてないのだ」としてしまうしかない。

「問題行動」「異常行動」「行動障害」

かつて言われていた「問題行動」という言葉。この言葉はわかりやすい。認知症の本人の行動を周囲の人々が「問題」と感じたから「問題行動」と名付けたのでしょう。英語ではtroublesome behavior。「異常行動（abnormal behavior）」も同じです。ただ「異常」ということは、つまり正常があることを前提としている点で、病気っぽさの語感が「問題行動」よりも強い感じがします。その分だけ「問題行動」よりも「異常行動」のほうが「認知症患者の特徴的な症状」として記述しやすい。

三つ目の「行動障害」については、二〇〇〇年前後に、私自身が専門家のコミュニティで大先輩の医師から、こんなことを言われた記憶があります。

「『問題行動』や『異常行動』の『行動』という言葉には問題がある。だって言動のことだろ。問題とか異常とか、あまりに周りの都合で一方的だよな」

当時から本人の視点、周囲の人の視点を潜在的には意識していたのです。

そして「異常行動」「問題行動」はさすがに周囲の視点が強く出すぎているので、「行動障害」という用語が生まれました。そのように私は認識しています。いま述べてきた用語の説明は認知症の捉え方の時代による変化を表しています。

これらの用語と同じような問題を抱え込んでいる言葉がまだまだあります。言葉が変わると対処の方法も変わり、結果も変わります。

「患者」と「対策」

たとえば「患者」という言葉があります。私は認知症医療において「患者」という用語を使いません。医師であれば知らない人はいないほどの有名な医学雑誌『ランセット』に「人とは、包括的な人間性と個人として平等な価値を有するものであることを意味する。反対に患者とは、人というには不完全であって、人とは違う部分を持つ。その違う部分とは、望ましくない違いであり、それゆえに人が有する人間性が欠けている状態で、汚名を着せられた（スティグマティックな）名称である」という論文が載っていました。

要は、「患者」は「人」というには欠けた存在なのだ、ということです。

この論文が掲載されたのが二〇〇八年でした。それ以降、私は「患者」という言葉を使わなくなりました。

「対策」という言葉に関しては、二〇一二年六月に「今後の認知症施策の方向性について」という文書が厚労省より各都道府県介護保険担当課（室）宛に発表されました。いまの認知症施策であるオレンジプラン・新オレンジプラン・認知症施策推進大綱に繋がる源流となった文書です。

その文書で「認知症患者」は一ヵ所を除き「認知症の人」（九六ヵ所）に変わりました。「今後の認知症施策の方向性について」以前では「認知症対策」と頻繁に書かれていましたが、この文書の中では「認知症対策」は「認知症施策」（二七ヵ所）に変わりました。「対策」という語は四ヵ所だけ残っていますが、うち三つはすでにある事業名です。それはいまさら変えられない。そして最後の一つは、その当時「今後の認知症施策の方向性について」の担当事務局であった老健局の「高齢者支援課認知症・虐待防止対策推進室」の「対策」です。現在は総務課認知症施策推進室と名称が変わっています。

「対策」がなくなった。どうも対策というのは「悪いものをやっつけること」という意味のようです。公害や詐欺とは違って認知症の場合には「対策」がなじまないという判断のようです。

この用語の変更は、おそらくどの団体よりも厚労省が早かった。機敏に時代を読み解き、言葉を使って時代を切り開く気概を感じました。この大いなる変更に対して、当時の政治家と行政官に深く敬服しています。たかが言葉ひとつではありますが、われわれの生活そのものに大きな影響を及ぼします。

BPSD

いま専門家の間では、BPSD（認知症に伴う行動と心理における症状）という言葉もよく使われています。これは一九九九年に国際老年精神医学会という国際組織が提唱しました。それは文字通り認知症の行動と心理における症状であって、周辺症状とは違って中核症状との補完関係を前提としていません。だからBPSDのほうが医師の視点から言えば、記述しやすい。ただし私は久しくこの言葉も使っていません。

BPSDにはそれぞれの認知症の原因疾患の中核的な機能変化や症状が交ざっています。でも結局実際の場面では、BPSDも周辺症状と同じような視点で見た、つまり第三者による一方的な表現がほとんどなのです。

ＢＰＳＤの話には一点留意事項があります。意識レベルの変化で生じた言動のことを「せん妄」と呼びますが、これは周辺症状・問題行動・異常行動・行動障害・ＢＰＳＤなどとは異なる状態で区別が必要です。ある種の認知症、体調や薬がせん妄の出現に大きく影響します。詳しくは次章で後述します。

ここまでは言葉そのものの意味にこだわりました。次にそういう言葉を使う周囲の人々の、言葉に現れない気分や背景を考えましょう。それが認知症を取り巻く社会や文化を決めているからです。それを知ることで、目の前の認知症の人との接し方が変わり、その人との関係性も変わります。

「周辺症状」を使うことによる弊害

認知症の研究・診療や介護の現場で周辺症状やＢＰＳＤといった用語を使うことは、かえって本人が「人」として認知症とともに健やかに生きることを邪魔します。

「あっ、鼻血」「あっ、骨折」などという言葉はインパクトがあります。そして対処の方法が決まっている感じが伝わります。同じように認知症の人が怒鳴っている姿を見ると「あっ、暴言」と思うし、施設のスタッフであれば連絡帳に「一五時三〇分、暴言あり」と書くでしょう。

そうすると次のアクションとしては「いかに暴言・暴力を抑えるのか」と考えるのが自然です。当院でもしばしば施設のスタッフからおとなしくさせる薬を処方してもらえませんか、と依頼されます。話を聞くと施設のスタッフの方の心労が感じられて心が痛みます。私も思わず処方してしまうことがあります。その点で私はよい医師ではないかもしれません。

「暴言」と思うことの功罪

こんな思考実験をします。圭子さんが認知症でなかったら、康夫さんは「暴言」という表現をしたのでしょうか。たとえば、喧嘩しても相手の言ったことに「暴言」という表現はあまりしないはずです。「あのやろー、あんなことを言いやがって。くそー」とか言うでしょう。他の人にも自分が感じたイラつきがわかってもらえるように、自分の言い分を整理します。たいてい自分が正しくて相手が間違っているような言い分になっているはずです。ついでに仕返しも考えます。

ところが「暴言」という語感は違います。ニュースで事件を読み上げられるような感覚です。その時の臨場感や生々しさは削ぎ落とされ、標本になった感覚とでもいうのでしょうか。

「症状」「病気」「患者」などと名付けた途端に、そう名付けた人の気持ちがおさまります。先の喧嘩も「あいつは病気だから」と思えると、なぜかイラつきがずいぶんおさまります。「病気だからああいう言動はしようがない」というわけです。暴言・暴力や不穏・興奮なども同じです。

先に書いた患者という言葉も同じです。「患者だからしようがない」。そう思うことでむかつきがおさまる。相手を見下すことは、喧嘩をしている最中の自分にとっては薬以上の効果です。

「症状」「病気」「患者」とレッテルを貼った瞬間から、その理由を考えることはもう必要なくなります。そういう意味においては便利な言葉です。「暴言」も同じです。そこまで名付けることができれば、その先の自分なりの相手への対処法を考えることができるようになります。

康夫さんが医師である私に「暴言」として伝えた時には、つまり「暴言」の対処法について私に相談している、ということでしょう。この暴言への違和感について私が触れずに話を続ければ、おそらく第一選択は、「暴言」を抑え込む薬となります。ある程度の副作用はしようがない、という判断にも簡単に到達できます。

私は康夫さんに「暴言」という言葉を使わずに、もっと具体的に説明してもらいたい、と伝えました。その後に「暴言」を抑え込む薬の話をしました。その結果、康夫さんは薬を使わない、という判断をしました。これが「暴言」という言葉を使わない効用です。「暴言」を抑え込む薬の効果や副作用などの具体的な話は第4章に詳しく書きます。

「暴言」と考えないことから得られること

「暴言・暴力がある」とされる言動には、その人なりの生々しい理由があります。たとえ認知症であっても、です。ナチスの強制収容所から生還したヴィクトール・フランクルが『夜と霧』の中で「異常な状況では異常な反応を示すのが正常」といった趣旨のことを述べています。

逆にその人なりの理由があるにもかかわらず、暴言・暴力が出ないとします。思えば、こちらのほうが人として異常です。

本人が「人」として認知症と生きることを前提にするのなら、まずは専門家や家族など周囲が暴言・暴力・不穏・興奮という単語を使わない。「認知症に伴う行動と心理における症状（ＢＰＳＤ）」という言葉も使わない。

それよりもどういうふうに怒鳴ったか、どういうときに殴ってきたのかなどを、ふだんの日常の感覚で状況を記述したほうが「人」らしい。そうすることで、なぜそうなったかの理由をお互いに考えようとし始めるからです。もちろんそのせいで先ほどの喧嘩の話のようにめんどうくさいことは増えます。手間もかかります。でもそれが「人」としての生活であり人生だと思います。

周辺症状は理解の対象

確かに認知機能の変化によって記憶錯誤（誤った記憶）が多くなる場合があります。怒っているとしてもその理由を周りの人は探しきれないこともあるでしょう。でもそういう言動に至った、その人にとっての理由はある。

私は、そうした言動を周辺症状あるいはＢＰＳＤとしてひとくくりにしてしまうことが、その人を「人」として考えるか否かの境目の問題のように思うのです。手がつけられない状態にまで至ってしまうのは、その理由がもう周囲には理解されない、と本人が絶望を感じたからではないでしょうか。

暴言・暴力は最後の手段としての自暴自棄の自己表現なのかもしれません。そう思うと暴言・暴力といったものは、あるいは周辺症状やBPSDは処置の対象から理解の対象にすべきなのだと思います。このことは、いまは亡き小澤勲先生がもう何十年も前から洞察していました。すごい先生です。

周囲が手に負えなくなった状態は、本人が必死に生きる上での断末魔の叫びに等しい。共に過ごす人にもそれは耐え難い状態になります。生きて地獄を見るに等しい。

私は二〇〇〇年頃より十数年間、認知症専門の訪問診療をしていました。大勢の、いわゆる暴言・暴力・不穏・興奮で生活が壊れてしまった人々の家に伺いました。最初は共に暮らす家族の苦労や彼らの生活のことだけを私は心配して、その対処の仕方ばかりを考えていました。

しかし毎日何人もの人に会い続け、数年経つうちに、暴れているのは近い将来の自分ではないかと思うようになりました。そう感じてから、暴れまくる本人への思いや切なさが芽生えてきました。彼らは生きるために必死なのだ、と。無理解が行き過ぎればもう根っこの問題は解決できない。乱暴な解決方法しかなくなってしまう。

たとえば薬。じつはイライラを伴っている場合、表面上は結構効きます。実際におとなしくなる。薬を飲んだ結果、妻に対してこれまでの生涯で言ったことのない「ありがとう」と言った人がいました。言われた妻はその場で泣き崩れました。

しかしそれでも薬を飲ませるのは乱暴な方法だと私は思うのです。どの薬でもそれなりの副作用があります。一〇〇％完璧な薬なんてありません。

当院は外来診療ですが、そういう薬を処方したら、その場でまず飲んでいただき待合室で様子を見ます。帰宅後は落ち着くまで毎日電話をかけて落ち着いたら速やかに薬の量を減らします。少しでも副作用が出にくいように観察する。それは私たちのせめてもの償いです。薬を出せば周囲の人にとっては助かるし、本人も楽になったと言います。でもよく効く薬であっても、本人のそうせざるを得ない理由は一旦無視して、一方的に抑え込む治療であることには違いない。でも私も実際に処方することがあるから偉そうに講釈を垂れる資格はありません。

薬を使っておとなしくさせることは、「本当の理由」をないがしろにしていることには変わりがない。「人」として考えるのであれば、しっかりとその人なりの理由を知ろうと努力すべきでしょう。

とはいえ、火がついたように暴れる、もう共倒れだ、というときには医療機関に行ってください。効率よくおとなしくさせる薬があります。でもそれは一方的に力ずくでやる行為に違いないのです。ですので、そこには後ろめたさを残しておいてほしい。処方する医師としてもちっとも誇らしいことではありません。相手は近い将来の自分なのです。

第4章　認知症の〝治療〟の真実

（1）薬の真実

承認されている認知症の薬は四つ

当院では初診時にＭＲＩの頭部画像検査、採血、神経心理検査（質問による検査です）をやります。その後、血液検査の結果や神経心理検査の結果の集計、画像の読影などで結果をお伝えするまでに一〇日ほどお時間をいただいています。でもこの一〇日間がつらい、とおっしゃる方もおられました。検査をやった日は、神経心理検査で「あそこが、できなかった」「やっぱり、ダメなのかもしれない」などと落ち込むというのです。しかも結果を聞く前日には眠れないとも。どうにか改善したいとも思いますが難しい。

検査の結果、大きな脳腫瘍や出血、新しい梗塞があるなど緊急性が高い場合には、見つけたら速やかに医療機関を紹介して治療を進めていただきます。待たせる期間だけ不安が長引くのは確かなので、われわれはそういう苦悩を共有しつつ淡々と検査、診察をやるしかありません。

研二さん（七八歳）が診察室に初診時の検査結果を一人で聞きにきました。

私「……ということで、いまの時点でアルツハイマー型認知症ということになります」

研二さん「……」

硬い表情。研二さんにとっては人生の大事件です。

私は診断した根拠、病名をできるだけご本人に伝えるようにしています。診断の不完全さは第２章で記しましたが、あとで齟齬を生じないように、それも含めて伝えておきたいのです。ご本人の体はやはりご本人のものです。その状態もご本人のものです。認知症であるという診断を本人に伝えることは大変厳しいことなので、なるべくフォローするように努めます。そして病名を伝えた後、早い段階で薬の説明をします。いまのところ、薬が認知症の進行を遅らせる唯一の方法だからです。

私「それで薬があるんですが……」

すると私の言葉にかぶせるかのように、

研二さん「新聞にこの前効果がない、なんて書いてありましたけれど、それですか？」

私「あっ、そう。それです。それでもちょっと説明させていただいていいでしょうか」

薬についてはネット情報、新聞などのメディアからの情報が氾濫しています。その中でも認知症の薬ほど意見が多様で誤解が多いものも珍しいと思います。

ですから、ここからの話は誤解を避ける上で、まずは国で承認された時の情報を中心に扱います。認知症の薬は日本では四剤あります。なじみやすい商品名（医学論文などでは一般名で書くのでわかりづらいものです）で示すとレミニール、リバスタッチパッチ・イクセロンパッチ（同じものですが製薬会社が二社あって、それぞれの商品名があります）、アリセプト、メマリーです。

この四剤は、最初の三つの薬と最後の一つの薬と大きく二種類に分かれます。前者が神経伝達物質（神経細胞と神経細胞を橋渡しする化学物質）を増やす、後者が神経細胞に悪いとされる神経伝達物質の分泌を抑える、とされています。共によく効きます（これは私の意見です）。

しかし飲む人からすれば、細胞にどんな作用があるのかより、大事なのは効果でしょう。それは「認知機能の低下を遅くする」効果です。じつはこれが曲者なのです。現在では保険で使える薬にするためには大変厳しい国の審査があります。最終的にその審査を乗り越えて初めて保険収載（健康保険を適用して医師が処方できるようになること）され、広く処方薬として使えるようになります。

認知症の薬の効果を国はどのように評価したのか

さて認知症の薬についてはどんな実験結果を得て審査をパスしたのか。次ページの表をご覧ください。

認知症の薬の場合、「認知機能」と「全般臨床症状」の二つの項目を主要評価項目としています。大雑把に言えば安全性が担保された上で主要評価項目において薬の効果が証明できればよいというわけです。その二つの項目の○×を見てみると、ざっとですが「認知機能」に関してはほぼどの薬剤も○でした。「全般臨床症状」では七つの試験が行われたうち、表上段の二つの試験では○でしたが、他は×でした。

ところでここでの「認知機能」とは何かというと、神経心理検査の結果から得られた数値です。ADAS-JcogとかSIB-Jといった、質問による検査方法です。認知機能の状態を客観的に数値化したものと考えられています。一方、全般臨床症状とは、前に比べて

一般名（商品名）	試験	対象	用量（mg/日）	認知機能	全般臨床症状
ドネペジル（アリセプト）	軽度〜中等度AD	軽度〜中等度	5mg	○ p<0.01（ADAS-Jcog）	○ p=0.000（全般臨床症状評価）
	高度AD	高度	10mg	○ p<0.001（SIB）	○ p=0.003（CIBIC-plus）
ガランタミン（レミニール）	JPN-5試験	軽度〜中等度	16mg	○ p=0.0113（ADAS-Jcog）	× p=0.3287（CIBIC-plus-J）
			24mg	○ p<0.0001（ADAS-Jcog）	× p=0.8757（CIBIC-plus-J）
リバスチグミン（リバスタッチパッチ・イクセロンパッチ）	第Ⅲ相試験	軽度〜中等度	18mg	○ p<0.005（ADAS-Jcog）	× p=0.067（CIBIC-plus-J）
メマンチン（メマリー）	用量設定試験第Ⅱ相	高度	20mg	○ p=0.0029（SIB-J）	× p=0.8975（ADCS-ADL-J）
	第Ⅲ相試験		20mg	○ p=0.0001（SIB-J）	× p=0.3189（modified CIBIC-plus-J）

国内臨床試験の有効性主要評価項目（承認時）。
○：有意差あり、×：有意差なし、評価時期はドネペジル・ガランタミンは最終評価時、リバスチグミン・メマンチンは投与24週後。

国内で承認されている抗認知症薬の認知機能と全般臨床症状の評価

Rogers, S. L. et al. : Eur. Neuropsychopharmacology, 8, 67（1998）から著者改変

良くなったのか悪くなったのかを専門医が主観的に評価した数値です。

この表（掲載薬）全体を通して得られた大まかな結果は、次のような現場の医師の感覚に落とせると思います。つまり「薬を飲めば認知機能の落ち方が、飲まない場合と比べて遅かった」が、「薬の効果は医師にはわからなかった」です。

もちろんここで得られた結論は実施された臨床試験での結果であり、研二さんの結果ではありません。研二さんの場合も臨床試験ときっと同じ結果になるだろう、と思うだけです。本当にそうなるのかは、飲んでみて調べるしかありません。ではどうやって調べるのでしょうか。

認知症の薬の効果をどう知るのか

たとえば降圧剤（高血圧症の薬）であれば、血圧も測らずに闇雲に飲む人はいません。多くはまずは少ない用量（薬の量）から処方されるはずです。自分でも血圧計を買って家でも測ってみる。それから二〜三週間くらい経って、処方してもらった病院に再度行きます。そこで血圧を測ってもらいます。「もう少し下げたほうがいいね」と医師から言われます。ちょっとだけ用量が増えます。なんどか病院に行って、いい感じに血圧が落ち着きます。落ち着いたら一ヵ月に一回程度は病院に行って血圧を測定します。そして血圧の数値が落ち着いていることを知り安心します。

認知症の薬の場合、「認知機能の低下の速度を抑える。しかしそれは医師にはわからない」と臨床試験の結果は教えています。臨床試験の結果はあくまで臨床試験の結果であり、研二さんの場合についての効果を知りたいのです。しかも臨床試験よりもはるかに長く、何年にもわたる効果を知りたい。いつ増量するのか。いつ中止するのか。これらを具体的に知りたい。

認知症の場合、血圧を下げる薬とは違って、次ページのグラフにあるように長期で見た場合には薬を飲んでも悪化するのです。姿を見て「あー、良くなったねぇ！」と医師は肩を叩けないのです。認知症の薬を飲んでイライラがおさまって穏やかになることが臨床試験で示されたわけでもありません。施設入所までの時間が長くなるかどうかも関係ありません。扱いやすい便利な人になるのかどうかもわかりません（ときどき、そんなことを期待される人がいるので）。

臨床試験で証明された効果は「認知機能の低下を遅くする」です。レミニール、リバスタッチパッチ・イクセロンパッチ、アリセプトは脳の電気の流れを良くする作用機序

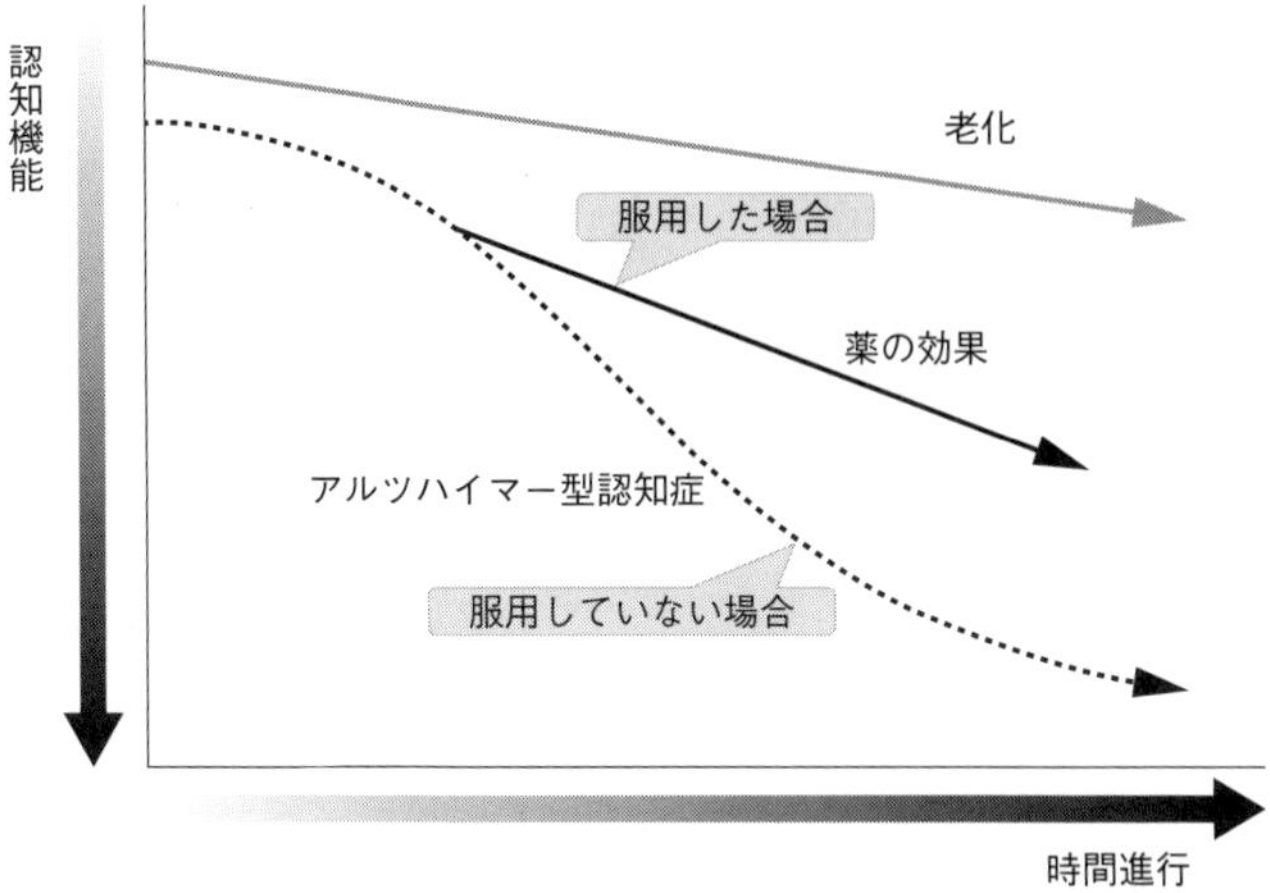

アルツハイマー型認知症の認知機能低下の進み方

本間昭，中村祐，斎藤隆行『老年精神医学雑誌 22(3)』2011，北村伸ほか『老年精神医学雑誌 22(4)』2011などより著者改変作成

がある（神経伝達物質を増やす）から、（ここは私の意見ですが）機嫌が悪い人が飲めばもっと機嫌が悪くなるし、機嫌が良ければさらに明るくなるような感じがします。そのせいで生活のしづらさが増すくらいなら、薬を飲まない選択もありです。ここでの説明の仕方は医師によってさまざまです。

私の場合、まずは上のグラフでその効果をお伝えします。そしてしばしば引き起こされる、頻度の高い副作用も伝えます。さて効果はというと、先ほどの臨床試験で使われた検査であるADAS-Jcogで調べればよいことを伝えます。

しかしただ単に自分の分だけを測っても、効果はわかりません。血圧の薬のように改善して血圧が下がる、といった変化ではありません。あくまでも薬を飲まないよりは飲んだほうが、認知機能の変化が遅くなることがわからないといけません。でもどうやって比較するのでしょうか。

じつは飲んでいない場合のADAS-Jcogの変化についての研究があります。このデータさえあれば、ADAS-Jcogが何点であってもそれ以降の薬のない場合の変化は積分すれば計算できます（このデータから生成された曲線をここでは、論文の著者から名前をとってスターン曲線と呼びましょう）。

次ページのグラフは当院のある方の実際のデータです。ADAS-Jcogは検査の質問にいくつかのパターンがあります。二回目以降は前にやったものとは違う問題が出るので、（以前の結果をおぼえていることによって検査の結果が改善するような）練習効果が抑えられます。鎖線（—・—・—）が薬を飲まないアルツハイマー型認知症の人の平均値のスターン曲線です。当院では半年ごとに計測していますが、その推移を実線で示しています。この人の場合には二年間ほとんど変わらずに推移していたことがわかります。でもその半年後に下がっています。それでも鎖線（—・—・—）に比べたら相当薬が

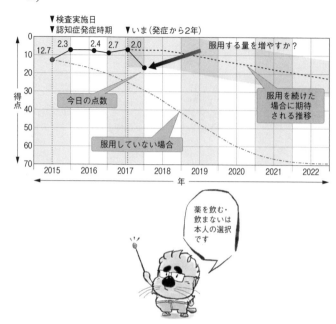

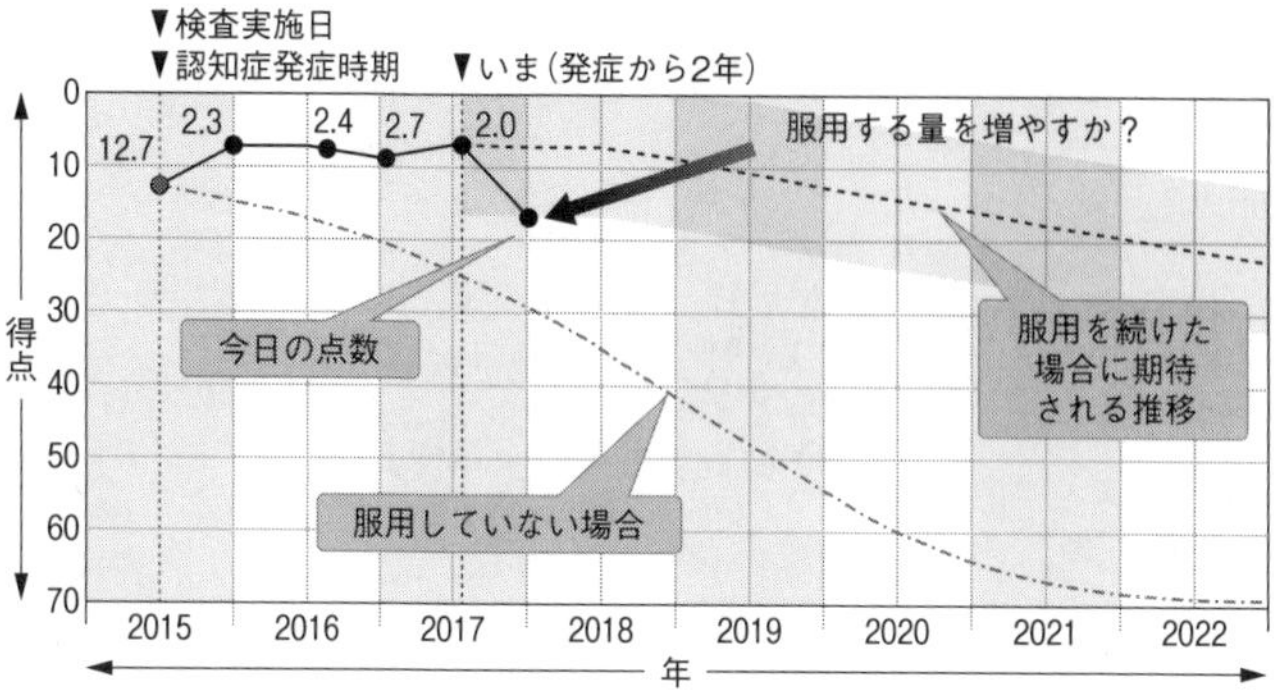

効いていることがわかります。ここで薬を増やすかどうかは、副作用とのからみもあるので思案のしどころです。

私は薬の説明はしっかりとさせていただきますが、それを飲む・飲まないの選択はご本人に委ねます。中には自然が一番とおっしゃって飲まない選択をされる方もおられます。それはそれでいいじゃないですか。人生の一つの選択肢です。

当院で処方した方々は数千人おられます。半年ごとにお越しになられる方は全員検査をします。個人差はありますので、効きが悪ければやめればよい。ほとんどの人にはよく効く薬です。飲めばグラフの鎖線（—・—・—）の上に行く。逆に飲まないと鎖線（—・—・—）を辿る傾向にあります。

副作用をコントロールする

認知症の薬は、やや副作用が出やすい薬です。せっかく飲みたいと思っても、副作用のせいで中止せざるを得ない場合があります。でもやり方次第である程度その副作用をコントロールできます。薬によって違い、しかもさまざまな副作用が予測されるので、ここではアリセプトの一部の副作用についてコントロールの例をあげます。

アリセプトの場合、脳の電気の流れが良くなると同時に、胃腸の運動が盛んになります。またアリセプトを飲んでいる人の瞳孔を見ると、たいてい小さくなっています（縮瞳と言います）。薬を飲み始めてから暗がりが苦手になる人もいるでしょう。目の焦点距離（目と、対象物がとてもよく見えるまでの距離）も変化します。メガネがいらなくなったという人もいました。心臓には脈を遅くする作用があるようです。そもそも心臓の脈が遅い人は注意が必要です。汗のかき具合が変化する人もいます。きりがありません。いろ

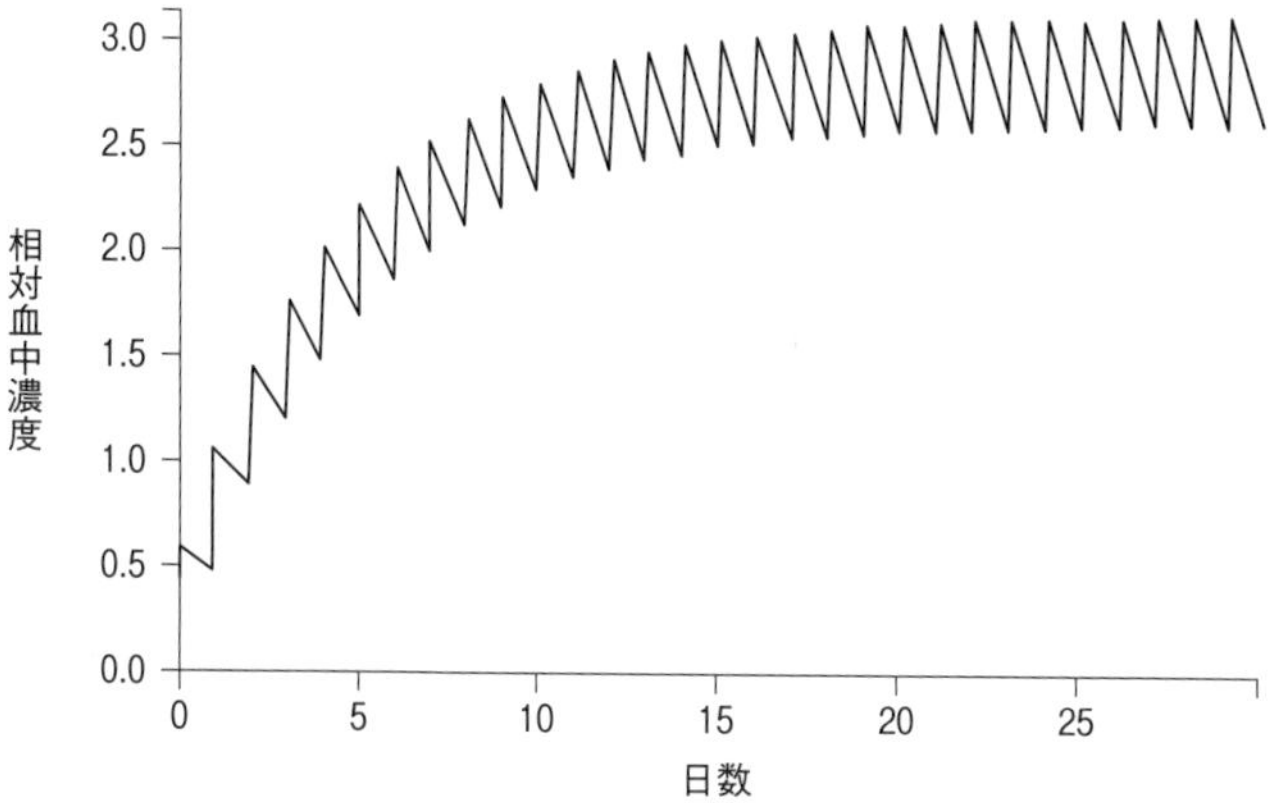

アリセプトを毎日服用したときの血中濃度の変化

いろとありますがここではアリセプトの副作用で気持ちが悪くなったとします。当然、やめればおさまります。でもせっかく飲みたいと思って飲んでいるのに、やめればその効果を期待することも諦めなければならない。じつは諦める前にすべきことがあります。

胃腸の働きに影響を与えたのは血液中のアリセプトの濃度です。濃度を下げれば気持ち悪いのがおさまる。上げればまた気持ちが悪くなる。ところでアリセプトは一回飲むと血液中の濃度が二〜三時間でピークを迎え、そのあと約三日間（生物学的半減期と言います）で半分になるようになっています。毎日飲むと血中濃度がどうなるのか。一日一回の頻度だと半減期よりも早いので、だんだん体に溜まります。三〇日間

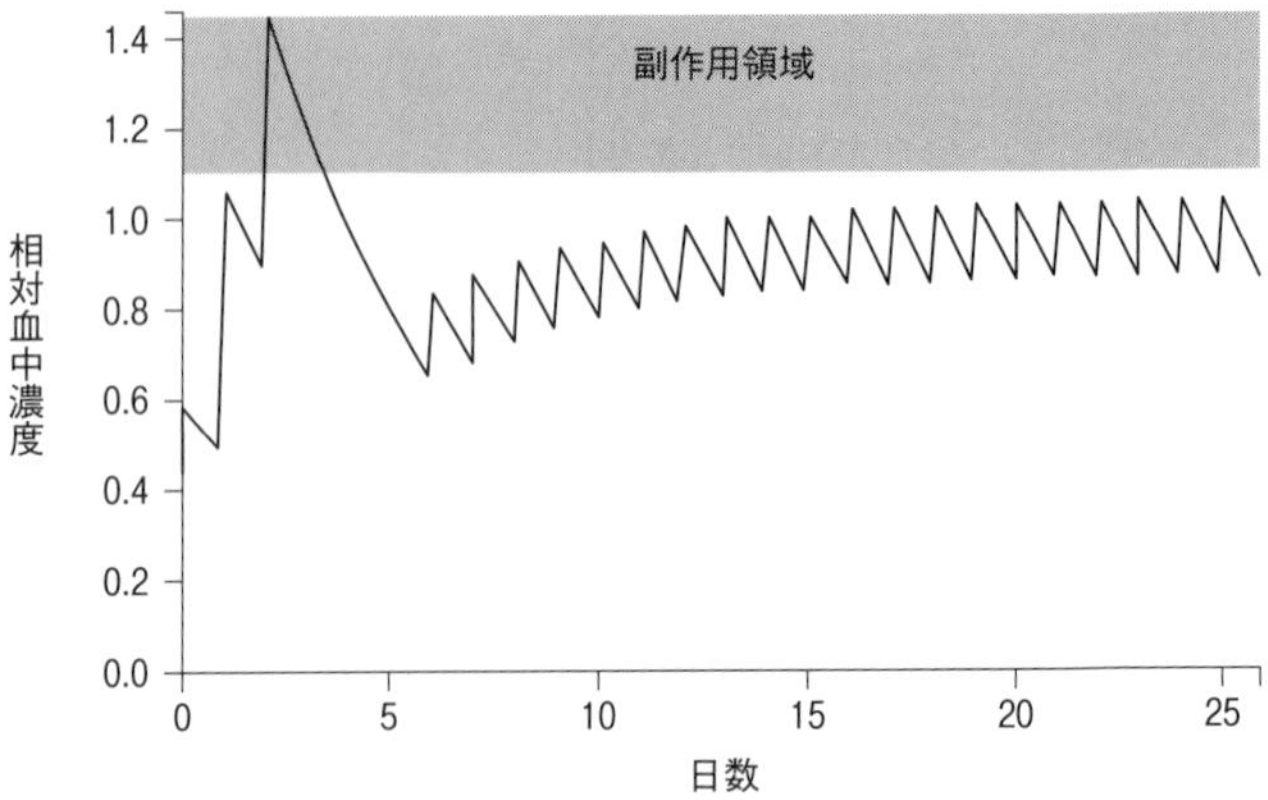

アリセプト服用のコントロール

飲んだ様子を前ページのグラフに示します。

グラフを見るとだいたい二〇日くらいかけて血中濃度が安定することがわかります。つまり、二〇日間気持ち悪くならなければそれ以降は大丈夫だろう、ということが予測できます。

それでは最初二日間飲んでなんともなかった。しかし三日目の朝飲み始めて一時間くらいすると気持ちが悪くなった、とします。

上のグラフのグレーの部分が副作用の出そうな血中濃度です。つまり、この領域に濃度が到達しなければ気持ち悪くならないだろうと予測できます。そこでまず三日間休みます。それから手持ちの錠剤を半分に割って、片方を飲みます。それを毎日飲む。そうすればもう気持ち悪くなりません。この調子で同じ分量を数ヵ月間飲むと体が慣れてきます。それ以降はちょっとずつ増やせばいい。

ちなみにアリセプトの場合、三ミリグラム錠と五ミリグラム錠があります。半分に割るとそれぞれ一・五ミリグラムと二・五ミリグラムです。それを使うと一・五ミリグラムから一〇ミリグラムまで（二ミリグラムと三・五ミリグラムを除いて）、〇・五ミリグラム刻みで組み合わせることが可能です。

こんなふうにしながら、副作用が出たときでも飲もうと思った薬を諦めずに、やり方によっては安全に飲むことができる可能性があるのです。ただし処方薬ですので自己判断をせずに主治医とよく相談してください。

（2）早期発見の大切さ

認知症検査でわかる病気もある

たとえば糖尿病は早期発見のメリットが高い病気の代表です。糖尿病とは血液中のブドウ糖の濃度が高い状態です。放っておけばそれだけ血管が壊れやすくなります。そのため血管が細かい臓器もやられやすい。糖尿病による障害でとりわけ目立つものといえば目や腎臓、神経です。もちろんやや血管が太い心臓や脳にも悪影響を与えます。

鉄パイプでたとえると、鉄パイプを水の中に入れておけば早く錆《さ》びます。この鉄パイプを水の中に浸けている状態が血糖値の高い状態。水から早く出してあげれば錆の進行も遅くなります。早く見つけることの意味は将来の糖尿病による合併症を抑えることです。早期であればその効果も大きいことが一般に知られています。


認知症の場合はどうでしょうか。認知症の原因ないしは悪化要因として、脳梗塞（脳への栄養を届ける血管の目詰まり）、脳出血、脳腫瘍なども考えられます。

これらの認知症に対する関連性を示す数値は発表されていませんが、二〇年ほど前は大多数の認知症の原因とも考えられてきました。いまでもおそらく過半の認知症の人の認知機能の変化に対してなんらかの影響を及ぼしている、と専門家は思っているのではないでしょうか。

それだけに予兆のある人を発見できてそれに対処できれば、大きなメリットがあります。当院では、認知症検査の一環としてＭＲＩで頭部画像を撮影するので、脳梗塞、脳出血、脳腫瘍などの早期発見で威力を発揮します。

ＭＲＩ画像①は、目のあたりを地面に水平に切って上から見ています。耳が少し見えて、目玉がよくわかります。あと鼻も前方に少しだけとがって見えます。真ん中に見えるのが脳。画像上、下に見えるのは小脳と言われる部分です。

これまでも話題になっていた海馬を見てみましょう。

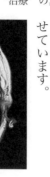

次ページのＭＲＩ画像②の○で囲った部分です。左の画像は頭頂部を通る垂直面で切って顔の真正面から見た画像です。この写真の人の場合、海馬とその周辺はやせていないのでかえってその場所がわかりづらいです。ＭＲＩ画像③の場合、その部分が少しやせています。

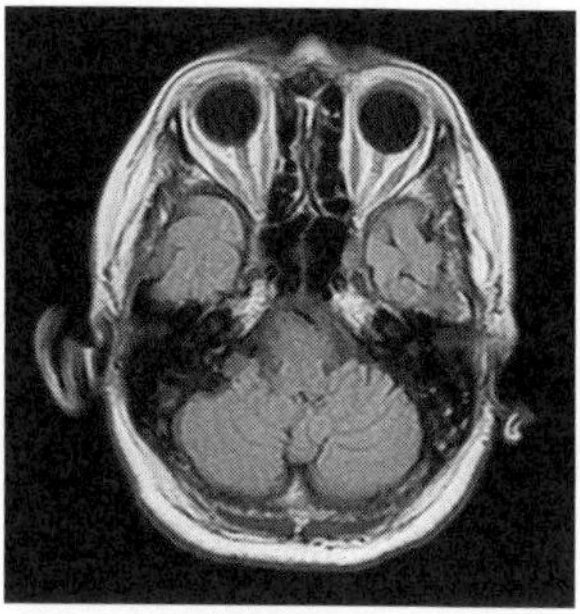
MRI画像①

この画像の場合、黒い空間（液体で満たされています）があるおかげで海馬の位置がわかりやすくなっています。

脳梗塞の人の場合、ＭＲＩの画像を見ると、白く不定形な塊があちこちに散在しています（ＭＲＩ画像④）。その部分は血が滞って脳の細胞が変性（変化して機能を失っている）してしまっています。この周辺で脳梗塞を起

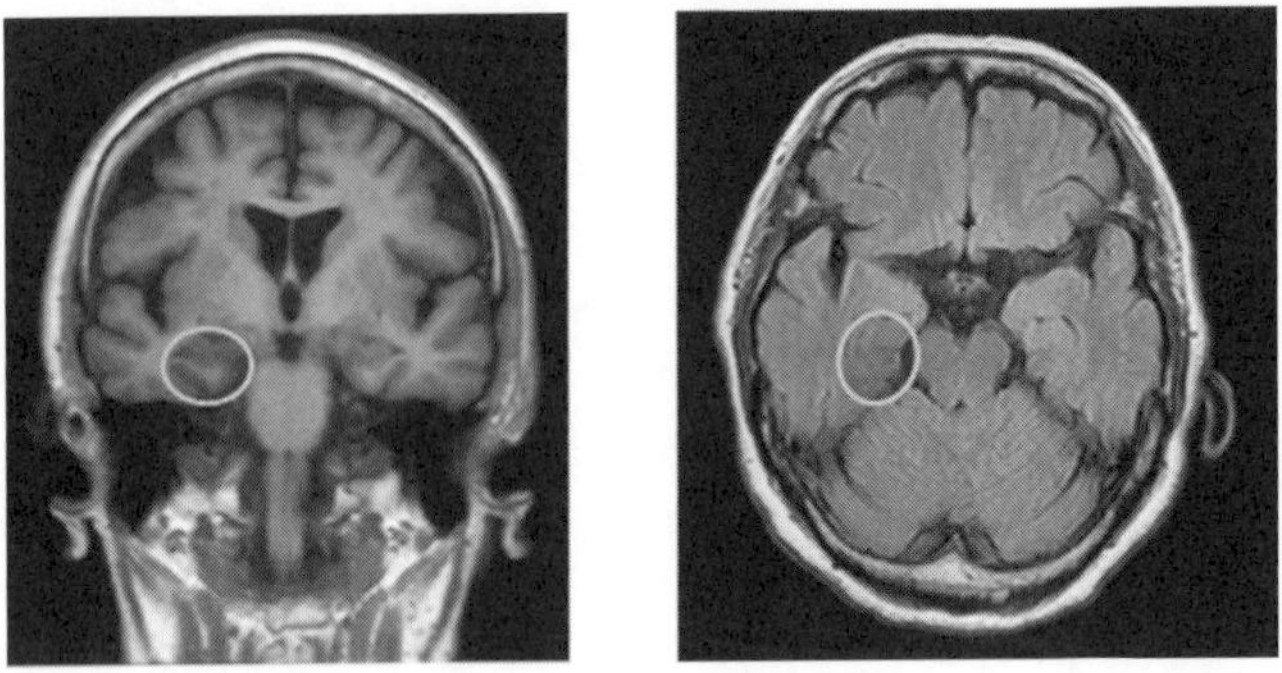

MRI画像②

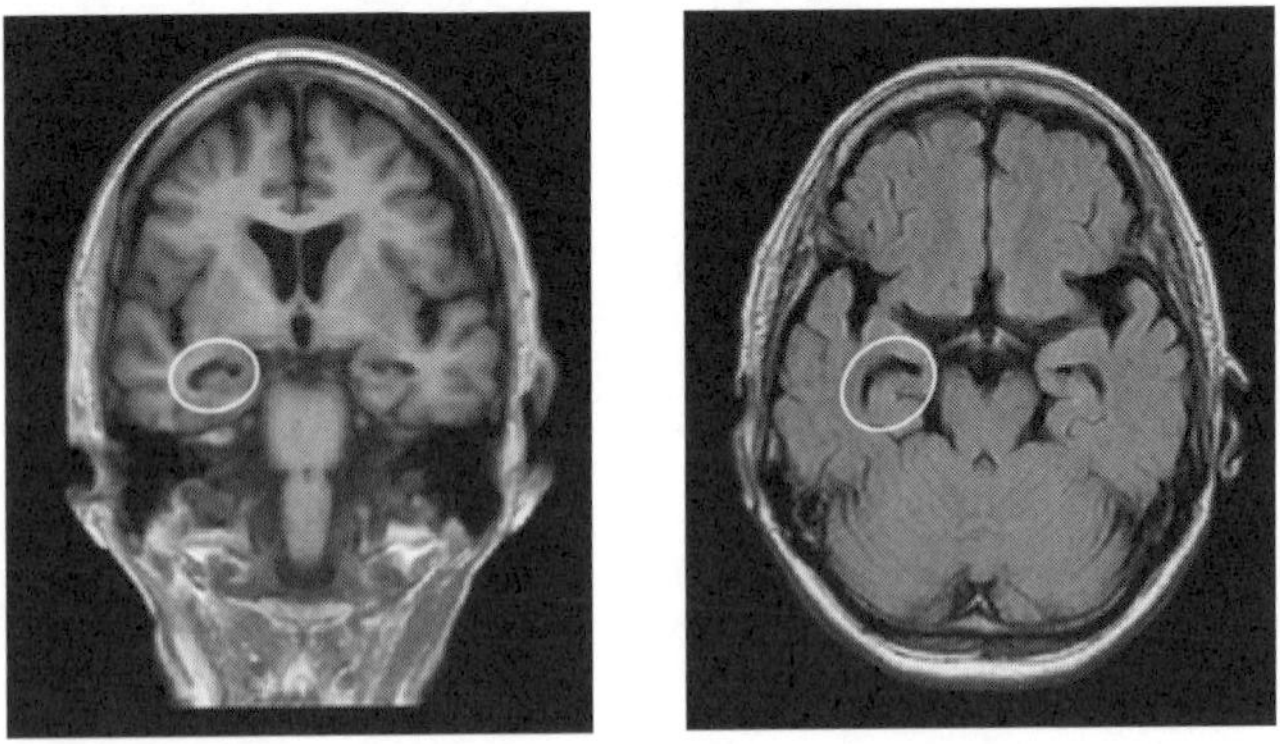

MRI画像③

こしていても、なんらかの症状が出にくい場所です。そのために世間では隠れ脳卒中とか隠れ脳梗塞と呼ばれています。

予測としてこの方の場合、たとえば血圧がかつて高かったのではなかろうか、と思わせる所見です。そのまま放置すると、この脳梗塞の部位が増える可能性が大きい。この場所よりも下の部分（大脳基底核と呼ばれる機能の密集している場所）に及ぶと、手足の麻痺、発語の困難、記憶障害などいわゆる脳梗塞による症状が出てくる可能性があります。

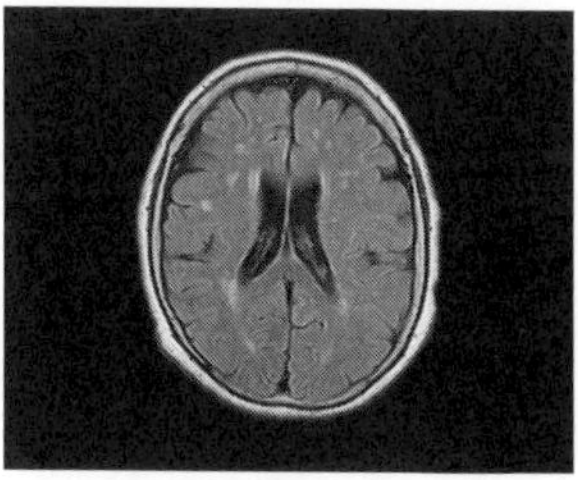

MRI画像④

至急血圧のチェック、動脈硬化のチェックが必要です。それに応じた治療も必要です。脳卒中治療ガイドラインでは、「診察室での血圧が140/90㎜Hg以上を高血圧とし、非薬物療法および降圧薬投与を開始するよう強く勧められる」と明記されています。

おそらく一般的な感覚でいえばやや厳しい内容だと思います。白衣を着た怖そうな医師がいて、ドキドキしながら血圧を測る。それで上の血圧が140㎜Hgを超えたら高血圧とされ治療の対象となる、というのです。でもこのぐらいから警戒する、というのが脳卒中（脳梗塞、脳出血など）を予防する上で重要だ、というのです。

脳の出血はＭＲＩでどう見えるのか

脳の出血は、なかなか予防するのは難しいかもしれません。脳動脈瘤という、脳の血管にコブがある場合があります。膨れると破れる危険性が高くなります。破れれば大出血を起こします。困るのは出血するまで症状が出ないのが一般的なことです。

脳ドックなどで脳の血管を（多くはＭＲＩ）撮影するのは、主にこのコブの有無をあらかじめ知るためです。当院でも、ＭＲＩで調べてコブが大きければ、脳外科の先生に紹介し手術を受けていただいたり、様子を見られる人については定期的にコブが膨れていないかのチェックをしたりします。

脳の血管の破裂で困るのは、程度が小さいと、しばらくは外からわからないことです。数日経ってから初めてわかるようなものがあります。ＭＲＩ画像⑤の右脳の白っぽく見える部分（画像では左側）は全部血です。この人は頭はぶつけていません。ただ検査する一週間前に転んで尻もちをついたそうです。それ以来徐々に足が動かしにくくなったので来院されたのでした。それまでは本人もてっきり骨折とか足の問題だと思っていたそうです。頭はぶつけていないし、なぜか痛くない、とおっしゃる。以前診察した時よりもちょっとボーッとしているようなので、念のためにＭＲＩで調べましょう、ということで撮像した次第です。尻もちでこうなってしまうとは、私もびっくりしました。

すぐに脳外科の先生を紹介して手術していただきました。意識レベルもしっかりと改善して、以前のように話もできるようになり、その後歩けるようになりました。

ＭＲＩの撮影方法が進歩して、最近ではどこの医療機関でもＭＲＩ画像⑥のような画像がとれるようになりました。

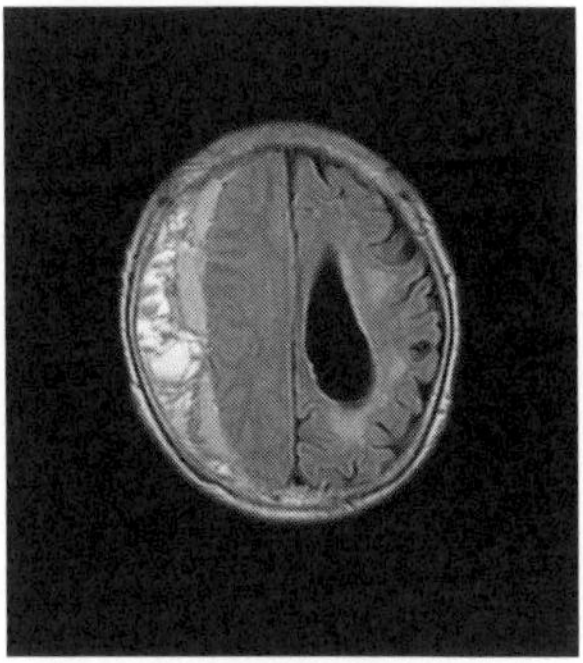

MRI画像⑤

この画像で黒い点は出血と思われるところです。脳アミロイド血管症の疑いがあります。ときどきいます。同じ脳アミロイド血管症と思われる方で不幸にして画像⑦で右の下（実際の脳では左後頭葉）の卵の形をしている部分のように、ふいに大きな出血をしてしまった方がおられました。あらかじめ脳アミロイド血管症があることがわかっていたら、今後の大出血のリスクを軽減できるかもしれないのです。

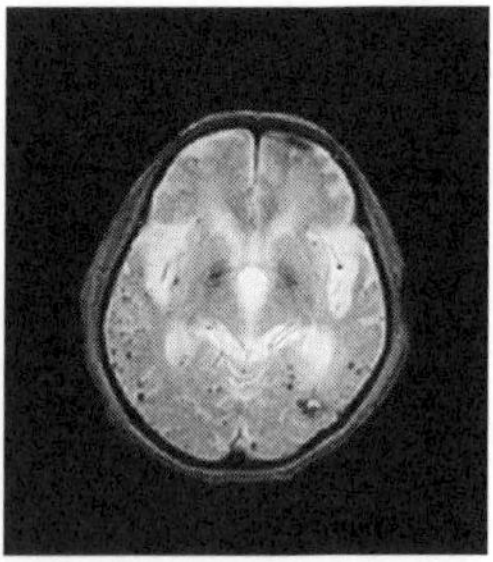

MRI画像⑥

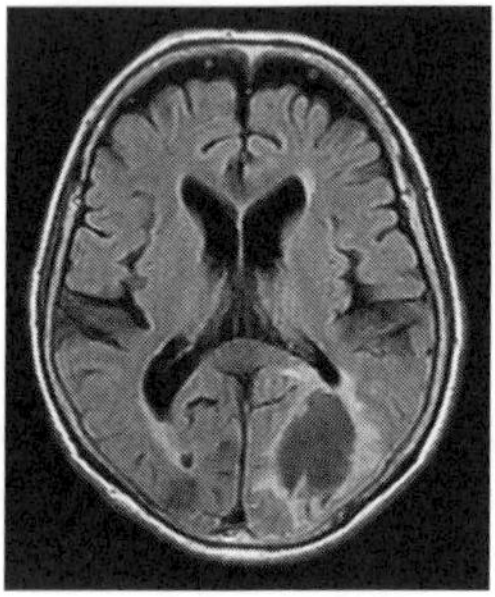

MRI画像⑦

たとえば血液をサラサラにするような薬を使うと危険性が高まるし、転ぶとより出血しやすい可能性があります。また脳アミロイド血管症では急速に脳が炎症を起こすことも知られています。その際にも事前情報があれば適切な治療に結びつく可能性もあります。そういう意味においてもこれらの早期発見はかなりメリットがあります。

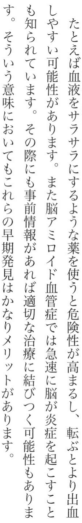

認知症とよりよく生きるための早期発見

認知症の本質的な原因は、主に脳の変性です。脳の神経細胞が障害を受けてその機能を失う過程です。脳梗塞や脳出血によっても神経細胞の障害が生じる一方、ある特別なたんぱく質が神経細胞の周りにくっつき、それが原因で神経細胞を損傷するケースも多いのだろうと専門家は考えています。

脳梗塞や脳出血なども同様ですが、変性も一旦生じてしまうと、完全に元に戻すことは難しい。変性についてはあらかじめ打てる手がまだありませんが、脳梗塞や脳出血や脳動脈瘤などはあらかじめわかっていれば、それらに伴う障害を軽減できる可能性があることは前述しました。

医療とは、①病気にならないようにするための「予防」、②なってしまった病気を治すための「治療」、③治せなくとも自分の心身の状態・生活の「維持」をはかるためにあると信じられてきました。

現代医学で治せる感染症や治せるがん、生活習慣病などを考えれば、なるほど、と思える柱です。しかし認知症は予防、治療はもとより、維持すらできません。ちなみに治せない感染症や、治せないがん、あるいはＡＬＳ（筋萎縮性側索硬化症）などの治療法がない病気も、同じく治療ができないだけでなく、予防、維持もできません。そんな状況の人に対しても医療は役に立っています。

まずは医療はその人のいまの状態を本人に伝えることができます。そしてはからずも進行するとしても、医療はある程度その姿を予測できます。これらの情報は、どのように生活していくのかを知るうえでも非常に役に立つはずです。

認知症も例外ではありません。いまの自分の認知機能の状態を知ることは重要です。記憶のしづらさが以前より増していたとしたら、気をつけてメモすることや人に伝えることを通じて生活が楽になるかもしれません。あるいは注意の能力が変化していて、以前よりも疲れやすくなっているかもしれませんし、気分の落ち込みを伴っているかもしれません。その場合はうつの薬で気分が楽になるかもしれませんし、周囲の人にそのことを伝えてサポートしてもらえると外での活動も続けられるかもしれません。

あらかじめ、自分の状態を客観的に知ること、そして今後を予測することは、認知症と共に生きる上で大いに役に立ちます。それこそが、これまでの「予防」「治療」「維持」を超えたところにある第四の医療の足場であり、認知症医療の本領発揮の場だと思います。

(3) 暴れることの真実

暴れるから薬を使う、は正しい解決法か

診察室に和彦さん（五三歳）が母親の節子さん（七九歳）を連れて入ってきました。

節子さんはとても機嫌が悪そう。じつは事前に和彦さんがこの度受診に至った経緯を手紙にまとめてくださいました。また診察前には和彦さんから当院スタッフが改めて事情を聞き、私はつぶさに状況を把握していました。そしてスタッフを通じて、和彦さんには私の見解をすでにお話ししてあります。今日、抗精神病薬（ここでは、おとなしくさせる薬、詳しくは後述）を使おうと思う、と。そして副作用とその観察の仕方なども伝えてあります。和彦さんはこれらの話を理解した、とスタッフから伝えられました。私は遅れて診察室に入ります。

節子さんは私には少し遠慮しながら、ただ憮然《ぶぜん》と座っています。その横には和彦さんが座っています。

私「はじめまして」

と節子さんに向かって挨拶をします。横から、

和彦さん「すみません、こちら、母です」

いきなり謝ってこられました。

私「謝る必要なんかないですよ。それで？」

和彦さん「いやあ、母が」
言い終わる前に母親の節子さんが和彦さんの言葉にかぶせるように、
節子さん「何か、私、悪いことしましたかっ、あなた何が言いたいの」
怒っている。
和彦さん「……、いやっ、お母さん」
私「……」
和彦さん「いやあ、すみません」
私「いやいや。どうします、今日検査します?」
節子さん「何なのよ。私は検査なんか、しませんっ。どこも悪くなんか、ありませんっ」
私「あっ、すみません……そうですよねぇ」
和彦さん「……、すみません」
私「いやいや」
和彦さん「……」
和彦さんと私は動揺しまくる。とはいえ意を決して、

私「お母さん？」
節子さん「はいっ」
随分と大きな声で。計画通り、もうほとんど騙すかのように、
私「あれですね、ちょっと気分を楽にする薬があるので。ちょっと、飲もうか」
早口でやや大きい声で言ったので、虚をつかれ、
節子さん「えっ？」
私「看護師さーん、リスパダール〇・五ミリグラム一錠」
慣れたもので（こういうことに慣れてよいかどうかは、難しいですね）、看護師が私に薬を一錠渡す。私はすぐに確認して看護師に戻します。
看護師は手早く水を持ってきて待機。
私「お母さんね、看護師さんの持ってる薬、ちょっと飲んでみて」
節子さん「あっ、はっ、はい」
私「気持ちが楽になりますよ」
節子さんに薬を渡し水とともにゴクリと飲んでいただきました。節子さんを除いて全員安堵。当院ではこの類の薬を処方した時には、一時間以上は待合室にいていただき定

期的に様子を見ます。家に帰ってもらってから落ち着くまで毎日電話もします。節子さんの場合、三〇分を超えたくらいから急速に気分も落ち着き、随分と穏やかに座っています。和彦さんに尋ねると、随分と気分が良さそう、とのこと。この後拒否していた認知症の検査にも協力的に関わっていただけました。

でもこれは正しい解決法だったのでしょうか。暴れているから、単純に薬を使っておとなしくさせる。介護者が困っているのだからしようがない。介護者至上主義というのかもしれません。

しかし「今後の認知症施策の方向性について」にあるように、厚労省は「認知症の人の意思を尊重する」施策を展開しようとしています。認知症の人も「人」だという視点で言えば、この一方的な処方は間違っています。本人の意思を無視しています。とはいえ、共に暮らす家族も大変です。

どちらの肩を持つか、に答えを見出せません。人の扱いはそう単純に割り切れるわけがありません。私自身は、人と人との関わり合いの中で答えを出していくしかない、と思っています。本書の中心的なテーマである「人と人との関わり合い」がかけがえのないものという視点があると、実際の処方に至るまでの道筋をつけてくれます。

おとなしくさせる薬

認知症の場合、しばしば使われるおとなしくさせる薬について、私のこれまでの体験をかいつまんで紹介します。

かつて、恥ずかしながら私は、薬の効果に驚いてばかりで薬を使うことが良いことだとしか思っていませんでした。薬には副作用がつきものです。なるべく副作用を出さないような使い方を「薬の良い使い方」だと思い込んでいました。

二〇〇五年前後のことですが、一年以上かけて認知症の人に対する良い薬の使い方などのマニュアルを企業の協賛を得てわれわれで作りました。全国の医師やその医師と共に活動するケアスタッフに三日間の研修もしました。二〇〇一〜〇二年頃は、認知症の人にリスパダールという薬を〇・五ミリグラムという少量で処方する医師はまだほとんどいませんでした。それから二〇年近く経っていまでは標準的な治療法です。その当時では画期的なことでした。日本には認知症（当時は痴呆症と言っていましたが）に精通した医師がほぼいない状況だったのです。

たまたまですが私はその当時の日本の第一人者の先生方を数人知っていました。論文を読んだり、教えを乞いに四六時中電話したり訪れたりしていました。親切に教えていただきとても恵まれていました。いまもそのご恩は忘れません。

リスパダールを〇・五ミリグラムといった、低用量の抗精神病薬を認知症に処方する治療は、海外で臨床試験が始まったばかりでした。私は当時認知症の訪問診療をしていました。訪問診療では外来に行けなくなった人々の家に伺うわけですが、最初の訪問の際、その方が外来で処方されていた薬を一旦すべて引き受けます。その際しばしば遭遇した薬には、いまでは考えられないものも交じっていました。認知症に対する当時の一般的な処方には、現在高齢者のポリファーマシー（多剤服用）の問題として関連医学会や厚労省でも警鐘が鳴らされている内容も含まれていました（薬剤名はわかりやすいように以後、商品名で記していきます）。

認知症で暴れる人に対し、当時内科医は抗不安薬や睡眠薬を中心に処方していました。ただし若い人とは違って、通常の量を処方されたり、薬が体に残りやすいタイプであったりする場合には、日中からウトウトしてしまう、あるいは筋肉に力が入りづらいといった筋弛緩作用という副作用もあります。そのせいで転んで骨折する人などが多かったように記憶しています。

さらに踏み込んだ処方として当時もっとも広く使われていた抗精神病薬（本来は統合失調症に使われる薬です）はグラマリールという名の薬でした。精神科医が通常使うような抗精神病薬に比べて安全なイメージがあったのだと思います。しかし効果が弱い。しかも長期にわたって使えば手足のでづらさ、飲み込みの悪さ、意外なところでは、そわそわしてじっとしていられないアカシジア（静座不能）にもよく遭遇しました。これらを錐体外路《すいたいがいろ》症状といいます。そういう副作用が出ると、中止しても半年、一年くらいしないとなかなか副作用改善の兆しが見えない。アカシジアをみて逆に薬の効果が弱いと誤って判断され、かえって鎮静系の薬の分量が増えてしまう、という人もいました。

そこで当時の先進的な内科医は、申し合わせたかのようにセレネース〇・七五ミリグラム錠一錠を処方していました。確かにグラマリールよりも明らかに効果的でした。ただし同じように半年とか一年続けると、錐体外路症状が出やすい薬剤でした。

精神科医たちは内科医と違いこうした状況の際、もっと大胆な抗精神病薬を使っていました。セレネースであってもその量は多めでした。その他、当時統合失調症の人々に処方されていた薬を認知症の人たちに飲ませていました。記憶にあるものだけでもウィンタミン、コントミン、レボトミン、ロドピン、ピーゼットシー、ニューレプチル、バルネチールなどがあげられます。これらは古くからある抗精神病薬です。これらの抗精神病薬の副作用は先に記した錐体外路症状の他に、日中からウトウトしてしまう傾眠、抗コリン作用といって自律神経の働きがにぶることで強い便秘、あるいはおしっこが出なくなるような尿閉になってしまう人もいました。私もその当時定期的に精神科病棟にも勤務していましたが、これらはそこでの統合失調症の人々のための通常処方と同じものでした。

訪問診療を通じ、若い統合失調症の人に処方する薬を高齢で虚弱な認知症の人に処方すると、とんでもなく副作用が出ることを私は目の当たりにしました。

新たな薬の使い方

副作用が多く私が途方に暮れていた矢先に、一九九六年に承認・販売されたばかりのリスパダール（統合失調症の場合には最小用量が二ミリグラムとされていましたが、それよりもはるかに少ない）〇・五ミリグラムが使える可能性があることを海外の情報から学びました。

実際に使用してみると画期的でした。錐体外路症状や抗コリン作用といった副作用が圧倒的に少なく、効果も高い。大暴れしていた人が嘘みたいに落ち着く。効き目が悪い時には〇・五ミリグラムを朝夕と一日二回使います。量を増やすと錐体外路症状は確かに出やすくなることも知りました。効果が出たら速やかに一日一回に戻す。それでも大丈夫なら一日おきに飲み、中止を目指す。この時のやり方を当院ではいまも変えていません。

その結果、みなさん訪問する私どもをにこやかに迎え入れてくれるようになりました。施設に入所している方々もおとなしく、扱いやすい人（よい言葉ではありません）に変貌しました。当初わが国でもまだ報告事例はなく画期的だと思ったものでした。

薬の安全な使い方

私がこうした薬の効果や副作用について深く知ることができたのには明らかな理由がありました。入院している場合、医師がそばにいるので、薬の副作用や効果については日々観察され問題があれば迅速に対応できます。一方、外来では長期にわたって定期的に本人と会うことができますが、次の診察までの二週間なり四週間なりその間の様子はわかりません。

ところで訪問診療では一～二週間に一度行くことにはなりますが、一日単位での変化はわかりません。私がこの類の薬を使い始めた時、ともかく心配なので、毎日ご自宅に電話を入れて共に暮らす家族に様子を聞きました。つまり生活の中でどう変化するかについて日々確認したわけです。介護スタッフや訪問看護ステーションスタッフや薬局の訪問薬剤師とも積極的に連携しました。誰がいつその人の家に行くのかを把握していましたので、適宜お互いに連絡をとり合うことができました。私の小心さのおかげで随分と薬の効果と副作用に詳しくなりました。

この経験から、いま私が感じていることがあります。それは抗精神病薬の効果を最大にして副作用を最小化するためには、薬の種類をいろいろ替えたり、複数組み合わせて飲ませたりすることよりも、一剤の抗精神病薬の分量とタイミングが重要だということです。ここで書いた話は私の意見です。医師によって見解が異なる場合もあります。処方薬については主治医の先生とよくご相談ください。

訪問診療で出会った人々

私が行っていた認知症専門の訪問診療は、区の保健師や当時の在宅介護支援センター

(現・地域包括支援センター。いまは組織・業務内容も変わっています)からの要請、家族からの連絡などをきっかけに、日々「手におえない認知症の人々」の自宅を訪問するというものでした。

団地の一室に入ると、柱にタオルで手を縛られている母親がいる。娘さんはわれわれの姿を見て膝から崩れ落ち泣きました。別の団地を訪れた時には、畳がはがされた床にブルーシートが敷かれ、全裸の男性がその上に寝ていて娘は淡々と吸い飲みで父親に水を飲ませていました。

一方、内装が豪奢《ごうしゃ》で目のくらむような高級有料老人ホームにも行きました。一〇〇インチもある映画スクリーンのような大型テレビがついていました。数人がテレビのほうを向いて車椅子で並べられていたのです。点滴をされている人もいました。物音はなにひとつありません。誰もテレビを見ていなかったのは印象的でした。

初診で初めて伺った家で、私の態度が悪かったせいか、いきなり怒鳴られ殴られたこともあります。いろいろな人生があるものです。人生の終盤の姿を、訪問診療を通じ時には驚きながら拝見しました。周りの人々がどのように困っているかを聞きました。当時の私はその言葉を頼りに粛々とすべきことをこなしていた。しかし、です。

暴れている人が自分と重なる

そんな日々を繰り返していると、不思議な気持ちになってきました。周りを困らせている人、つまり、自分がどうにかしなければならない人と思っていた人に対して、唐突に「あっ、これは、（近い将来の）俺だ」と思ったというより、感じてしまったのです。

日々訪問していれば、誰もがきっと同じような感じに陥るのではないかと思うのです。すると、いままで自分がやってきたことや信じてきたことに対して「んっ？」と思い始めたのです。

暴れている本人が一方的に悪いのでしょうか。おそらくそうではなくて、彼ら彼女らには理由があっての必然の言動なのではないか。そうした当たり前の疑問を持つようになりました。薬の副作用を背負うのは暴れている人。それはフェアではないのではないか。

そんなことを思っている時に、とある交差点で二台の車が止まっているのを見ました。それぞれ運転していた男性が怒鳴り合って、車から降りて殴り合いを始めたところでした。いま問題となっている、あおり運転かもしれません。この場合、私はどちらに何を処方するのだろうか。どちらにリスパダールを出すのだろう。あおり運転していたほうか、そうされてブチ切れているほうなのか。どちらかが認知症なら認知症の人にだろう。でもそう考えるのは人としてフェアじゃないのではないか。考え込んでしまいました。

団地の母娘

認知症という症状名のために、認知症の人の乱暴な言葉を「暴言」と括ってしまうことで人生の物語を伝えることには、空しいものがあります。たとえば「暴言」よりも「荒々しく乱暴な言葉を吐く」と普通に表現したほうがよい。しかしそれでも本当の姿はなかなか描ききれるものではありません。実際の人の暮らしには喜怒哀楽がありま す。

ここで医学の教科書では「暴言」「暴力」「弄便《ろうべん》（便をもてあそぶこと）」「夜驚《やきょう》（寝ている時に突然恐怖に怯え叫び声をあげる）」とされる人の、生きる実際の姿を見てみたいと思います。

私がその家を初めて訪れたのは二〇〇三年のことです。とある団地の四階に居室があり、母親と娘が二人で住んでいました。エレベーターがありません。階段を上っているうちに私はすぐに息が切れます。体重が倍ぐらい違う、同行する看護師さんはなに食わぬ顔でついてきます（私が看護師さんの体重の倍です。念のため）。ベルを鳴らしました。すぐにドアが開き、娘が「お忙しいのに、申し訳ありません。ありがとうございます」とにこやかに迎え入れてくれました。

玄関を入るとコンロにおきっぱなしのフライパンがありました。フライパンをのぞくと餅となぜかそれに絡みつかれた赤鉛筆がありました。台所の椅子に座って、娘の話を聞きました。すると、さっきまであんなににこやかな人だったのに、話を続けるうちに泣き始めたのです。

「もう、やだ。母の下の世話。私、もう我慢できない。本当に、においが本当に嫌なんです。こんなことやらなければならないなんて、もう、信じられない。逃げ出したい。母にはもう、なにを言っても、わかってくれない。あんな賢かった母なのに、もう、バカになってしまった。もう一緒には住めない！」

そして、最後に、「先生っ。どうにか、してください!!」と号泣されました。

私は固まってしまいました。

もともと、母親はいいところのお嬢様とのこと。一家はみな医者か学者。おばさん（母の妹）は当時ではまだ珍しい女医さんでした。父親は若い頃病死。娘二人を女手一人で育てました。なにがあってもへこたれない、気丈で厳しい母親だったそうです。

そんな母親がいまや毎日部屋で便をするようになってしまいました。壁に便が塗りつけられています。その始末を毎日娘がしている。臭い。それが耐え難い。都会の団地で２Ｋという間取りです。ふすまは取り払ってありますが、大きなタンスが通路の大半をふさいでいます。隣の部屋に行くときには私は息を吐き切ります。大きなおなかをひっこめる。タンスと壁の隙間をぬって移動しなくてはなりません。そんな空間で母親と娘が二人で暮らしていました。

日中は母親を家におき、娘は美容院でパートをしていました。しかし便の件以来、家から出ることもできず一日中母親と二人で過ごしていました。

一週間後に再び二人のところに伺いました。しばらくよもやま話をしたあと、帰ろうと立ち上がろうとすると、娘は本題に入ります。

「今度は、突然、叫ぶんです。もう、やってられないんです、先生！」

私はなんと言ったらいいかわからず曖昧な相づちを打ちます。

「ほー」

私の返事に対する、娘の冷ややかな視線を感じました。適切な言葉がみつからなかった自分の不甲斐なさを噛みしめました。

「失禁するだけならまだしも、手をおしりにもっていくんです、見てください！　この壁」

娘は便で汚れた壁を指さしました。

「さっき、きれいにしたばっかなのに、もぉー」

私はなんと答えていいものやら、その日どうやって話を切り上げたかをおぼえていません。気づくとクリニックに戻っていました。

薬が効かない

さらに一週間後。また息を切らしながら階段を上ります。看護師さん、普通の顔をしてついてきます。

ピンポーン！　奥のほうから娘の声が聞こえます。

「すいませーん。開いてます。先生でしょ、お入りくださぁーい」

部屋に入ります。すると、風呂場から母親の叫び声。

「ぎゃー、やめてぇー。もぉー、やめてぇー」

同じセリフが、繰り返し音程を変えて。そのうち娘と全裸の母親が風呂場から出てきました。

「せんせっ、お待たせして、すいません！」

訪問は、毎回娘の本当に輝かしい笑顔から始まります。勝負はそこからです。娘は「すぐに着替えますからっ」と私たちに声をかけて、確かにすぐに来ました。手馴れたものです。いつものよもやま話。そろそろ次の訪問先へ行こうかと私が席を立とうとすると、娘が本題に入ります。

「で、最近、本当に、叫ぶんです。もー、いやんなっちゃう。こっちが叫びたい！」

最後は「もう、いや。一緒に住みたくない!!」

そして決めゼリフ。

「せんせっ！　どうにかしてください!!」
私もこの流れに慣れてきました。

この頃、全国で認知症専門の訪問診療をしていたのは私だけでした。私はプロだ、私が最後の砦《とりで》なのだ。ネバー・ギブ・アップ！　と自分に言い聞かせました。これまでもたくさんの暴れる人、殴る人がいました。私も一度や二度ではなく、殴られました。ある時には私がかばう隙もなく看護師さんも殴られ、ときには、かけていた眼鏡をすっ飛ばされたりしました。その看護師の名前は、本多さんと言います。実名です。殴られた本多さんから、私はなんど「人でなしっ」と言われたことか。いまや本多さんにはさからえません。

「叫ぶ」という娘の言葉に、私はピン！　ときました。もうここで伝家の宝刀を抜くしかない。愚かな私はそう思いました。
私は勝ち誇ったかのようにリスパダールを出しました。毎日電話をしました。翌週訪問もしました。確かに母親はおとなしくなりました。

縛られている母親の横に座ってそっとタオルをほどきます。

母親は、「なんで、私はこうされるの?」と泣きながら本多さんに訴えます。

それを聞いている本多さんも、その不憫《ふびん》さに泣いています。薄情な私は次の訪問先の時間ばかりが気になっていました。私以外、部屋中みんな泣いています。私は頭の中で、出口のない広場を全速力で走り回って「どうしたらいいの?」と叫ぶばかりでした。私も覚悟を決めて、次の訪問先に遅れることを電話で伝えました。そうしているうちに少し娘は落ち着きを取りもどしたように見えました。

目に涙を浮かべながら、でもその目は据わって静かに私を見上げて言いました。

「先生、私、母を殺してしまうかも……」

私は固まってしまい、なにも言えませんでした。

どれだけ時間が経ったか。我に返った私は、外勤先(医師のアルバイトはなぜか外勤というのです)の精神科の病院の院長に電話を入れていました。法人の母体が変わったばかりの病院としてはこの時期、入院に前向きでないことは知っていました。精神科に特化した病院だったので、この母親のように体も虚弱で内科的な管理も必要な人の場合、なおさら入院には後ろ向きであることはわかっていました。ただ「殺す」と聞いてしまったので、そんなことも構っていられずに、とっさに院長に伝えました。

「あの――、ぼくをクビにしていいです。緊急でしばらく入院させて診てくださいませんか」

びくびくしながら、お願いしました。院長、ためらうか断るかと思っていました。でも、即答で、

「あっ、それなら、いいですよ。おいくつの方ですか。状態はどうですか。クビなんて言わないでください。すぐにいらっしゃいますか？」

院長、おとこだなあ。すぐに娘に伝えました。

娘は安堵のせいか、また大泣きしました。本多さんも泣いています。


やっと母娘、別々に生活するようになりました。

私は当時、週一回はその病院に通っていたので、病院に行った際にはいつも、母親の様子を見に行きました。やっと離れ離れになれたので、娘もホッとして家でのんびりとこれからの人生設計でもしているんだろうな、と思っていました。

病院に通ってくる娘

ところがそうではなかったのです。娘はあんなに母親のことを嫌っていたはずなのに時間があれば、病院に毎日通ってくるのです。毎日ですので、当然私も毎週同じ外勤日にその娘と会います。ちなみにその病院には中庭がありました。晴れた日は、なかなかいい場所です。私も病棟での仕事を終え、時間がある時には庭に行きます。飲み物の自動販売機があってそばにベンチがあります。そのベンチに座りながら、缶コーヒーを飲みます（だから太るんだ、と思いつつ）。

だいたい、そういうところは、同じ時間に同じ人が集まるものです。六〇歳くらいの人で、統合失調症で入院している女性がいました。構音障害（うまく舌や口が動かせない）があってスムーズにしゃべることができない人でした。しかし私に会えばいつも顔をくしゃくしゃにして満面の笑みを浮かべて「こぉーんにちわーあー！」と声をかけてくれます。この人は私の師だなあ、と幾度となく思いました。

母親はこの人と同じ病棟に入院していました。母親は足腰が弱くなって、もう一人では歩けなくなっていました。ある日いつもの椅子に満面の笑みの女性がいないので、ふと中庭に目をやると、いつも満面の笑みの彼女が母親が乗った車椅子を押しながら散歩しています。

母親は長年の認知症のために認知機能が下がって言葉は出るけれど、うまく会話はできない。庭の向こうにいて、二人がなにを話し合っているのかは聞こえない。でも母親も彼女につられて陽だまりで無邪気に笑っている。この時の母親の処方薬は内科の薬以外はゼロでした。

退院

その時間、偶然娘が病院の玄関先にいました。中庭には私の師匠であるその女性と母親。その中間くらいに私。娘の目にとまったのはお互いに無邪気に笑っている二人の姿です。しばらく見つめて、それから娘は私のほうに走ってきました。娘は泣いていました。

娘「先生！　もういいんです」

私「えっ？」

娘「退院させてください！」

私「だって、また大変になるよ」
娘「もう、本当に、大丈夫です」
私「無理に今回院長にお願いしたから、次頼みづらいよぉー」（保身の私）
娘「いや、もう決して、入院させることはしないから。お願いです。私、わかったんです。母とこれから一緒に、母の一生の間、暮らします」
私「えーーぇ」（煮え切らない保身の私）
娘「私から、院長先生にお願いしてみます」
私「あっ、そぅ。んじゃ、いいか」（最後まで保身の私）
ということで退院しました。それから私と本多さんは前と同じように、母娘の家の訪問診療を始めました。しかし母娘の雰囲気は、以前とは全く違ったものになっていました。人間って、ここまで変われるのか、というくらいに違っていました。二人ともとても幸せそうなのです。母親は歩けなくなっていました。ベッドの上での生活です。でも、ご飯の時には、どうにか椅子に座って、テーブルで食べます。
私ももう抗精神病薬は出さない。内科的な管理のみ。こんなに雰囲気のよい母娘って、めったに見られるものではありません。

いつの日からか、その母娘は一緒に寝るようになりました。それから年月が経ったある日の未明のことです。朝四時だったでしょうか。その娘から電話がありました。予期していました。

「先生、いま、母は、私の腕の中で、息を引き取りました」

娘は泣いていません。それどころか、なにやら、とても満足そうな口調でした。

「先生、いろいろと、ありがとうございました！」

私が泣きました。

認知症の人を「人」と思うことの難しさ

ところで先に触れた国が示した認知症施策

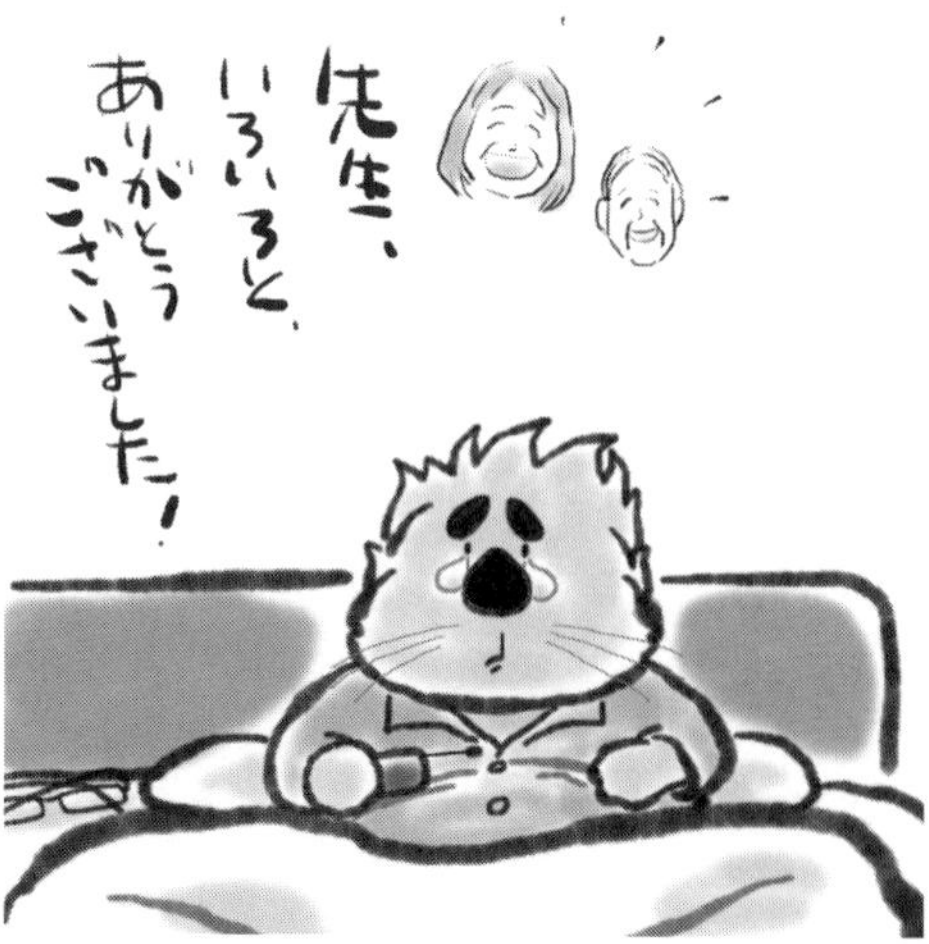

推進大綱にこんな文言があります。

「BPSDに対応するに当たっては、病識を欠くことがあり、症状によっては本人の意思に反したり行動を制限したりする必要がある。精神科病院については、精神保健及び精神障害者福祉に関する法律（昭和二五年法律第一二三号）の体系の中で、行動の制限が個人の尊厳を尊重し、人権に配慮して行われるよう、適正な手続きが定められている。また、介護保険施設や入居系のサービスについては、介護保険法（平成九年法律第一二三号）の体系の中で、身体的拘束の原則禁止と緊急やむを得ず身体的拘束を行う場合の適正な手続きが定められている」

大綱の位置づけは、理念あるいはゴールの設定です。でも相変わらずBPSDに対しては――たぶん主に暴言・暴力などを意味しているのだろうけれど――、「病識を欠くことがあ」るから「本人の意思に反したり行動を制限したりする必要がある」とあります。

そこでは、認知症の人に対する「人としての価値」は奪われています。「行動を制限」ということは、ひもで縛ったり、薬でおとなしくさせたりすることも含まれています。病識が欠けていれば症状によって縛る対象である、薬でおとなしくさせる対象であると読めるのです。あなたはどう思われますか？

　さらにいわゆる精神保健福祉法において「個人としての尊厳を尊重し、その人権に配慮しつつ」行われるような行動の制限というものがあるから「病識がなければ縛ってもよい」と読めます。しかし行動制限には「個人としての尊厳を尊重するような」方法はありません。したがって法律ではそんな明言をするわけがないし、そんな文面は存在しません。私は、大綱のこの文言はおかしいと思います。うっかりすると認知症の人を「人」と見ない意識がこんなところにも顔を出します。ある医師からは「縛るほうだってつらい。逆に一切縛らないでできるの？　縛らざるを得ないことってあるよ」と言われました。

　私が言いたいのは、原則論として「人」としてどう見るのかということです。今日の現実の困った話についての、しかも人権を損なうような緊急退避的な対処をわざわざ大綱に示す必要があるのか、ということです。人の行動制限をしてもよい、と憲法ですら禁止している項目を理念として掲げていいのか、ということに対して批判しています。しかもそれを周囲の都合で決めることができるような、医学的にも曖昧な「病識」の有無を足場にしています。

こうしたことに触れるのであれば、そして人としての尊厳があるとするのであれば、まず人に行動制限を加えてはならないという原則論を伝えるべきでしょう。一部の人間の都合で人を縛ってよいのであれば無法状態、戦争状態と同じです。人の行動制限を原則論として有する国であってほしくない、と思うのです。

もちろん私も偉そうに言える資格があるわけではありません。私もやむを得ない状態であればおとなしくさせる薬を使うこともあります。薬は便利です。本人すら気分がよくなり、機嫌がよくなります。

それのどこが縛ることと違うのか。本質的には周りの都合で、本人の状況を抑え込んでいることには違いありません。だから身体拘束、化学拘束（薬による拘束。しかしそういうものを薬と呼ぶ価値がないので、ここでは英語のchemical restraintにならいます）をうまくやったからといっても、それは人として毀損《きそん》しているという感覚を常に持っていないと歯止めがかからなくなってしまいます。投薬を決めた家族や医師にそういう後ろめたさがなければ、認知症の人にとっての未来はないと思うのです。それは近い将来のあなたの姿ですから。

（4）せん妄とは

区別しづらいせん妄

守さん（七八歳）と奥さんの美智子さん（七四歳）と娘さんの恵子さん（四四歳）はいつも三人で当院を訪れます。

美智子さん「主人のあの薬（抗不安薬と睡眠薬）をやめてから、随分と起きている時間が増えてきました」

恵子さんはノートパソコンを膝において診療での対話を打ち込みます。

私「よかったですね」

美智子さん「でも、また幻を見るようになって。その幻に怒鳴るんです」

私「それって、ご主人の起きぬけ、とか、寝入りばなですか」

美智子さん「そうなんですよっ」

私「ご主人、パーキンソン病がおありでしょ。ゆっくりとやらないといけないのですが、パーキンソン病の薬も、ぼーっとさせるんですよ」

美智子さん「そうなんですかぁ」
私「でもご主人の薬をやめないでください。危ないですから。だから動きが悪くならないことを確認しながら、薬を削るようにして、ゆっくりと減らしていきましょう。動きが悪いなあ、と思ったら、すぐに電話してくださいね」
美智子さん「わかりました」
私「あと風邪を引いた時に、市販の薬を買わないでください。胃薬も注意が必要です」
美智子さん「そうなんですか。ちょっとおぼえきれない……」
私「わからなければ電話をください」
美智子さん「あっ、そうします」
時間が十分に取れずに、慌しい診療になってしまうことに申し訳ないと思いつつ、私は次の診療へ移ります。

ここまでなんらかの理由があるような暴言・暴力・不穏・興奮などの状態について考えてきました。一方、それらと一見似た状態で、かつ医学的には区別をしないといけないのが、せん妄です。せん妄とは意識の清明さの変化によって生じた言動のことです。しっかりと目覚めていて受け答えがはっきりしているものの、やり取りをしても、どうも寝ぼけているようなちぐはぐな状態です。見かけがおとなしい場合もあります。火がついたように暴れまくる場合もあります。後者の場合、しばしばそれが理由で医療機関にかけこむことがあるかもしれません。

せん妄の治療は難しい。その理由として、まず原因が多様であることが挙げられます。体の状態や病気がせん妄の原因となる場合があります。便秘が原因となることもあります。訪問診療していた頃、せん妄が悪化したので病院で調べてもらったら、がんが見つかった人もいました。

またせん妄があるときには、つじつまの合わない話の内容にしばしば幻視（幻を見ること）を伴うこともあります。幻視は、体調不良のせいでも見ている幻の内容が怖さを伴うようなものに変わったりするようです。だから幻視がある人がそばにいるのであれば、その幻の色や形、人物なのか動物なのか、など詳しく訊いておくとよいでしょう。変化した際には風邪を引いた、脱水があるなどの体調不良が隠れている場合があります。気になるようならば医療機関を受診しましょう。

体調以外では市販薬を含めて薬による影響もあります。私は訪問診療をしていたとき、薬による幻視あるいはせん妄への影響についても軽視できないことを実感しました。たとえば向精神薬（睡眠薬、抗不安薬、抗てんかん薬、抗うつ薬など）やH2ブロッカーという種類の胃薬（最近では市販薬としても売られているので注意が必要です）、抗アレルギー薬（これも多くの市販薬があります）などが挙げられます。市販薬の総合感冒薬などにも注意が必要です。

市販薬ではありませんが抗パーキンソン病薬もせん妄への影響があります。この薬の場合、いきなり中止するのは危険です。減薬によって生じるブラディキネシア（動きが遅くなる）、アキネシア（動かなくなる）になる恐れがあります。ひどい場合には筋肉が一気に縮まって筋肉細胞が壊れ、血液中に大量の酵素（クレアチンキナーゼ）が漏れ出て腎臓に目詰まりを起こすこともあります。その場合命に関わります。飲み込みづらさも悪化すれば誤嚥《ごえん》（飲食したものが食道ではなくて誤って気管に入ってしまい肺に溜まる）することで肺炎を起こすこともあります。ですから特にパーキンソン病の薬については専門医とよく相談する必要があります。

一方、せん妄への積極的な介入（保険適用としてはレビー小体型認知症の場合）としては、アリセプトの服用がありますが。薬を飲むことで意識レベルは改善しますが、かえって怒りっぽくなったり、イライラがおさまらなくなったりする可能性もあります。そのせいで周りが余計に疲弊してしまう場合があることに難しさがあります。その際には服薬を中止したり、あるいは抗精神病薬や抗てんかん薬などを併用する医師もいます。一時的に気分の安定化を優先させようというものです。処方薬で引き起こされた問題は処方した医師と相談する必要があります。

せん妄にはこれさえ飲めば大丈夫という薬がありません。せん妄の原因がいろいろあり、しかも個人差が大きい。あらかじめどういう結果になるのか予測できず、やってみないとわからないところがあります。処方する医師にも不安が生じます。ですから、心配な場合、その都度主治医と相談することが大切です。マニュアルらしきものもありますが、まだ標準化できている治療法が確立しているわけではありません。

せん妄が伴いやすい認知症にしばしば生じる体のこと

再び守さんと美智子さん、娘の恵子さんが診療に来ました。

私「最近ご主人の便秘はどうですか」

美智子さん「どうにかいただいたお薬で二、三日に一回出るようになりました」
私「へー、よかったですね。そういえば立ち上がったときのふらつきはいかがですか」
美智子さん「まだ、ときどきあります」
私「そうだ、いま血圧を測ってみましょう」
その場ですわっている守さんの血圧を測って、それから立ち上がってもらって再び測る。
私「あまり下がりませんね。そういえば寝るときに血圧が上がることはありますか?」
美智子さん「あっ、そこの血圧手帳に書きました」
私「すみません……。大丈夫そうですね」
美智子さん「そういえば、最近食事中も寝なくなりました」
私「あー、よかったですね。そういえば夜中の寝言はどうですか」
美智子さん「起き上がってどっか行っちゃうことはなくなったのですが、普通に話してくるからうるさいですけど、我慢できます」
私「寝ているとき、息が止まっちゃうのは、どうですか。チェックに行きますか。泊まりがけになりますが」

美智子さん「ときどきあります。もうちょっと様子を見ようと思います。それよりも夜中にトイレの回数が多くて」

私「なるほど、転んでいないですか」

美智子さん「いまのところ大丈夫です」

私「寝ているときの寝汗はいかがですか」

美智子さん「あまり気にならないですね」

ある認知症にしばしばみられる体の変調について列挙して美智子さんに訊きました。順に便秘、血圧の調整障害（起立性低血圧、臥《が》位《い》高血圧、食後低血圧）、ＲＢＤ（レム睡眠行動障害）、呼吸障害（CO_2喚気応答障害、ＯＳＡＳ〈閉塞性睡眠時無呼吸症候群〉）、排尿障害（出す障害である排出障害、溜める障害である蓄尿障害）、易転倒（転倒しやすさ）、発汗異常などです。

認知症に特有な体の変化とはどのようなものでしょう。簡単に触れてみたいと思います。認知症との関連での身体状況の変化の代表格は、自律神経障害であろうと思います。レビー小体型認知症、パーキンソン病、その他の変性疾患のうち、重篤な自律神経障害をきたす場合があります。さまざまな病態に注意が必要です。

まずは血圧の変動についてです。起立性低血圧があれば立ち上がったときにふらつき、転倒の危険が伴います。食事しながら血圧が下がってしまって眠気を催すなどの場合（食後低血圧といいます）もあります。血圧を上昇させる薬剤（フルドロコルチゾンまたはミドドリンなど）が必要になる場合がありますので医師に相談してください。

そういう低血圧は症状として表に現れやすいのですが、逆に血圧上昇に気を配らなければならないものとして、臥位高血圧が挙げられます。横になって寝たときに一気に血圧が上がります。私の経験でも、普段の血圧は問題ないけれども、寝て数分して測ると、優に収縮期血圧が２００㎜Hgを超えたという人は何人もいました。家庭でその人の暮らしに合わせて体位変換をしてもらい、その際の収縮期血圧の最高到達値を調べることができます。高ければ間をおかずに医師に相談しましょう。

治療が難しいものに発汗異常が挙げられます。寝汗がひどくて夜二回も寝間着を替えなければならないほどのひどい寝汗をかく人がいました。脱水にも注意が必要です。また汗をかいた部分だけを乾いたタオルで拭くという対応をされていましたが、改善しませんでした。原因はよくわかりませんが、代償性発汗の可能性があります。つまり汗をかいた部分を乾いたタオルで拭くだけでは、皮膚にある汗を出すスイッチが切れなかったわけです。どこに汗のスイッチがあるのかはわからないので、全身を濡れたタオルで拭くことで異常な発汗が軽減する可能性があります。

一方、気温が上がって汗をかかなければならないときに汗が出ないという障害もあります。うつ熱として現れます。風邪をひいたわけでもなく熱が上がります。ひどい場合には四〇度近くまで上がった方もいます。クーリング（体を冷やす）だけで平熱にもどります。

その他意外なものでは二酸化炭素喚気応答障害（二酸化炭素濃度が高くなると自然と呼吸をしてしまうような応答が障害される）や睡眠時の閉塞性睡眠時無呼吸症候群（寝ているときに数十秒間呼吸を止めている）を併発する場合もあります。医師に相談すると必要に応じＣＰＡＰ（シーパップ：持続陽圧呼吸療法）のための機械を導入される場合があります。あとはしつこい便秘や排尿障害があります。

第5章　「認知症と生きる」　真実

(1) 認知症を悪化させないためにどうすればいいのか?

認知症の妻がいる夫からの相談

当院は東京・三鷹市にあって、埼玉県からお越しになる健一さん(八二歳)は、二カ月に一回、電車を乗り継いで二時間かけて、ふだんは認知症の妻の美代子さん(七六歳)の診察につきそって来られます。しかし今日は健一さん一人でした。

健一さん「おはようございます」
私「おはようございます。いつも遠いところ大変ですね」
健一さん「そんなことはないんです。今日は質問があるんです」
私「どうぞ。どうぞ」
健一さん「妻なんですがね。認知症が進んでいるんです」
私「ああ、はい。そういえば薬は?」
健一さん「あっ、薬は欠かさずに」
私「ああ、なるほど」

健一さん「そこでなんですが、少しでも進みを遅くできるのであれば、私、何でもしようと思うのです」

私「なるほど」

健一さん「やり方とか、何かありませんか」

私に売りたいサプリとかがあれば、ほぼ確実に売れるだろうなあ、と思います。

私「んー……」

よくある質問です。本書をここまで読んでくださった読者にはすでによくおわかりの通り、言下にそんなものはありません、と言うべきなんでしょう。でも言いづらい。とはいえ、そう思ってそんな表情をしながら黙っていると、健一さんもこちらの言いたいことがわかる。そんな空気が流れます。さてこの後、私は健一さんとどんな話をしたのでしょうか、というのがテーマです。

一週間前の妻との話

じつはその一週間前、美代子さんだけが来院していました。

私「あっ、今日一人？」

美代子さん「そうなんです」
私「電車大丈夫だった？」
美代子さんには認知症と伝えてあるし、こういう会話は普通にできます。
美代子さん「主人にはね、内緒で来ちゃった」
私「一人で来るのは初めてだね。あっ、来られるのなら、全然構わないんだけどね」
認知症の人が一人で来る。来ちゃダメだなんて私は言いません。ともかく、認知症＝できない人、ではないのです。でもここは難しい部分もあります。別の人の話ですが午前中予約があったのだけれど来ない。心配して家に電話をすると、当院に来ると言って、一人で家を出発したという話。昼過ぎになると来院。ほっとする。あるいは検査の最中、ふと同伴した息子さんを置いて当院を出てしまってそのまま行方不明。われわれもクリニックに夜中まで待機。夜警察に保護されて帰宅。こんな事態になるかどうか、事前に見極めるのは難しい。安全に軸足を置いて考えると、認知症であれば一人にしない、に限ります。

でも「人」に軸足を置いて考えれば、それは日本では基本的人権に基づく大切な自由。いちいち面倒だから、と言ってどちらかに決めつけないほうがいい。その場その場で考えるしかない。安全だけが強調されれば部屋に常時鍵をかける、施設でも一律に、自分の意思で外出できない、というルールが作られます。
施設は利用者の家族への体裁を気にするものです。当たり前です。そういう文化においては当然安全が強調されがちです。反面、本人の自由がおかされがち。逆に本人に及ぶ危険も考慮しなければならない。実際にはかなり難しい問題です。
いまの時点で言えるのは、一律のルールを作らないほうがいいということ。本人の意向を聞いてみる。それに常に配慮する。でも安全も考えないといけない。同時に「人であること」を考えるのをやめてはならない。考えるのをやめた時、たぶん、ずっと監禁することになる。
美代子さんとの会話に戻ります。
美代子さん「で、今日先生に相談したいことがあって」
私「ほー」
美代子さん「じつは、主人のことなんです」
私「ほー」
美代子さん「主人は本当に私のことを気遣ってくれるんです。でもね。それがつらいんです」

私「あー」

美代子さん「あれしたほうがいい、とか、これしたほうがいい、とか。それが主人の優しさであることはわかるんですが」

私「おー」

美代子さん「毎日、一緒にいるでしょ。なんだか、きつくて」

私「んー」

美代子さん「だから、内緒で、一人で来ちゃった」

私「そー」

さて、この話、いろいろ含みがあります。最初の健一さんの質問は、言い換えると「認知機能低下の速度を抑えるにはどうすればよいのか」ということでしょう。でもこれは健一さんの本心を的確に表しているのでしょうか。おそらく違います。それは後で書きます。まずこの言葉通りの話をしましょう。第1章に書いた通り「認知機能低下の速度を抑える」方法は薬以外にない、というのが医学的な見解です。

ところで「認知症を悪化させないためにはどうすればいいのか？」の話ですが、誰がどんな気持ちで、この質問を発したのか。そこに注目することで、もう少しこの問題が解けるのではないでしょうか。

認知症を支えるいまの文化を引き剝がす

健一さんの「少しでも進みを遅く」したいという願いの背景には何があるのか。

思えば避けることのできない老化もそうです。「少しでも老化をくい止めたい」という願いを持つ人も多いでしょう。「少しでも進みを遅く」という願いは「少しでも老化をくい止めたい」という願いに通じるものがあります。でも現実を見渡せばそれは無理なことです。

それがわかっていても完全にその考えを手放せないのは、現代生活、世間の視線が足かせになっているからです。私はそれを文化と言います。

世間には「少しでも進みを遅く」したい願いを叶えてあげようと、脳トレやサプリなどの無責任な宣伝であふれています。認知症の人やその周囲の人は、藁にもすがる気持ちで大金を払って買い込む。

しかし時間が経てば、それらがインチキであることを身をもって知ります。私もその体験をした人々に診療で出会い、本当のことを伝えると泣き崩れてしまいました。騙されたほうが悪い、といえばそれまでですが、この悲しみのサイクルは止まる様子はありません。

健一さんはもう知っています。「少しでも進みを遅く」したい願いは叶わないことを。それでも私にあえてそう言いたい気持ちとはなんでしょう。一旦いまある認知症についての（予防流行りの）文化を引き剝がして考えた時に、本当の願いはなんだったのかが見える気がするのです。

認知症の本人であるクリスティーン・ブライデン氏の著書『私は私になっていく』の原題は『Dancing With Dementia』です。認知症とダンスをする、というのは巧みな表現だと思います。認知症になり進行するという、認知症の自然な動きに抗《あらが》うことをせず、それどころか認知症としなやかに踊る、という光すら感じます。

夫に伝えたこと

美代子さんから、うっとうしがられている。そのことも健一さんにはわかっています。私から健一さんに言えたことは（上から目線であることには変わらないのですが、せめて）「何かさせようとしないこと」と「したいことを応援すること」でした。これらは簡単ではありません。

しかしそのことを勧めるにあたって、もっと重要な健一さんへのメッセージがあります。「自分自身（健一さん）がしたいことをする」です。

健一さんの退職後の日課は、自宅から遠い、昔からあるジャズ喫茶に行くことでした。そこで数時間新聞を読んだり、コーヒーを飲んだりしていました。最近は美代子さんを一人にすることが心配で足が遠のいていました。そう伝えると、健一さんは「そうですね。また喫茶店に行こうか、と思いました」とつぶやきました。健一さんの表情にはいつもの明るさが宿っています。

美代子さんの気持ちはすぐには変わらないかもしれない。でも健一さんの心の充実は美代子さんにも良い影響をもたらすでしょう。

(2) 大事なのは本人とのコミュニケーション

今度は夫が

また別の日の健一さん。今日は美代子さんと一緒です。ただし別々の診察です。健一さんは初診ということでいつものようにスタッフが事前に話を伺っています。

健一さん「今日は私の診療ということでお願いします」

私「はい。認知症についてですね」

健一さん「妻を見ていて、私自身も心配でして」

私「わかりました。もうご存じかと思いますが、いくつか検査に、お付き合いください」

健一さんには次回一ヵ月後に美代子さんが来られるタイミングで結果を報告することで同意をいただきました。

一ヵ月後、健一さんに結果をお伝えしました。

私「長谷川式（改訂長谷川式簡易認知症スケール）、MMSE（ミニメンタルテスト）では問題がありませんでした。しかし（MRIの画像が写っている画面を指差しながら）ここが海馬というところですが少しやせています。そのため一定の見解を得るために今日はさらに詳しい神経心理検査（質問による検査）にお付き合いいただけますか？」

健一さん「もちろん。よろしくお願いします」

次の診療日になりました。

私「結果が出るまでにお時間がかかってすみませんでした。結果は……（省略）ということで、軽度ではありますがアルツハイマー型認知症という診断です」

健一さん「そうですか。わかりました」

不思議にも落ち込むふうでもなく、淡々と答えられました。その本当の心のうちはわかりません。診断が終わればそのあと薬の話をして、飲むか飲まないか、を決めてもらう。私は基本的にはご本人に決めてもらいます。第4章で書いたように、当院では半年ごとに認知機能の変化、画像上の脳の形態的な（形の）変化などを調べます。

ところで医療はそこで終わりなのか。ここからが考えどころです。医療の視点において何が残されているのか。それは医療サイドとのコミュニケーションです。これらの結果をどう伝えるのか。予後（これからの病状の変化の見通し）についてどう説明するのか。医療機関によってさまざまです。医師の人柄も関係するのかもしれませんし、それよりも医師と受診者との関わり合いに影響するのでしょう。

それではコミュニケーションのあり方について、認知症の場合、どういうふうに専門家は考えているのでしょうか。その一部を垣間見てみます。

パーソン・センタード・ケアという考え方

健一さんになにをどう伝えるのか。それ自体、医療や福祉の専門家の大テーマです。それだけにいろいろな方法が提案されています。専門家の方法論自体を知ることで、役に立つことはあると思います。代表的なものを一つだけ記します。現時点でこれ以上のものは見当たりません。重たい内容なのでなるべく簡潔に説明します。

それはイギリスの心理学者であるトム・キットウッドという人が記した『Dementia Reconsidered: The Person Comes First』（『認知症のパーソンセンタードケア　新しいケアの文化へ』高橋誠一訳、筒井書房、二〇〇五年）という本の中で述べられた考え方です。Dementia Reconsidered: The Person Comes Firstを日本語にすると、「認知症をもう一度考える：まずその人ありき」でしょうか。認知症の人が「人」だとしてさまざまな人間関係のあり方の記述がなされています。原著は一九九七年に出版されています。私の知る限り、この時点では認知症（当時は痴呆症）の人を明瞭に「人」だと位置づけた本が世界になかったのですから画期的でした。

キットウッドの本では文化についても言及し、古い文化と新しい文化で認知症の捉え方がどう違うかを明確に記述しました。認知症への見方を変える、「人として見るのか否か」を決する偉大で歴史的なフィルターです。

ちなみに、先に触れた周辺症状という記述は古い文化の所産です。理解の対象となる言動だ、というのが新しい文化として位置づけられています。

人間関係を三つの連なりの最小単位（一つの単位＝最初の行為、その行為に対する反応、その反応に対する内省）とする要素に還元し、たとえば、「子ども扱い」「だます」などを悪性の社会心理（malignant social psychology）として一七項目を列挙しました。言葉にすることで、自分自身の言動について随分と歯止めがかかります。

1　だます

2　できることをさせない（デスエンパワーメント）

3 子ども扱い
4 おびやかす
5 レッテルを貼る
6 汚名を着せる
7 急がせる
8 主観的現実を認めない
9 仲間はずれ
10 もの扱い
11 無視する
12 無理強い
13 放っておく
14 非難する
15 中断する
16 からかう
17 軽蔑する

一方、人の積極的な営み（positive person work）として一二項目列挙しました（（　）内の日本語は、前掲の『認知症のパーソンセンタードケア　新しいケアの文化へ』より引用改変）。

1　認めること
2　交渉
3　共同
4　遊び
5　ティマレーション（感覚に訴えること、感覚的な相互行為）
6　祝福
7　リラクゼーション
8　バリデーション（元気づけること）
9　ホウルディング（心理学的意味における抱えること）
10　ファシリテーション（失われた部分だけ援助し、できなかったことをできるようにすること）
11　創造的行為
12　贈与

私にとって印象深かったのは、最後の二つ、創造的行為（creation）と贈与（giving）でした。これは最初の行為者が「認知症の人」であって、それは特別なものである、という見方をしています。

彼は本の中でまだ研究の途上と書いていました。残念ながらキットウッド氏は出版の翌年一九九八年に亡くなったようで、この話をどう発展させていくかはもう本人の言葉では知ることができません。

キットウッドはここでなにを語りたかったのでしょうか。彼が創造的行為と贈与だけは特別とした理由は、最初の行為者が認知症の人である点だといいます。認知症の人の言動（act）がケアをする人の反応を起こさせる（react）という設定です。

ケアをすることが目の前の人に想いを寄せてその人のために心を尽くす仕事、だとした時に、ケアをする人のことに（も）スポットを当てたのではないか、と私は思うのです。仏教での自利利他を彷彿させます。

この本をきっかけに、「パーソン・センタード・ケア」という用語が広がりました。私は「『人』中心のケア」と訳しています。トム・キットウッドの本で描かれているのは、本人至上主義的な話ではない。「パーソン・センタード」のパーソンとは「人」だと私は思うのです。これまでの「患者中心」あるいは「クライエント中心」という視点では収まりがつかない感じです。つまりサービスを受ける人とサービスを提供する人がいて、それぞれの立場があって、その上でより適切なサービス提供者の態度や考え方を決する方向性とは異なったものに感じたのです。

たとえばこの本では「人間関係の三つの連なりの最小単位」という考え方を基本にすえて、良い営み、悪い営みについて論じていますが、ここでは介護者の認知症の人に対する「関わり方」ではなくて、双方の「関わり合い」について論じようとしているのではないか、と想像しました。私はそこに大きな希望を見出しました。

美代子さんに対する健一さんの働きかけで、私は健一さんのやりたいことをすることをお伝えしました。健一さんが変われば美代子さんは変わる。キットウッドの本から学んだことです。「その人」に対してではなくて、「人」としての関係性を主体に考えた場合、私が働きかけなければならない対象は美代子さんであっても健一さんであってもどちらでもいいわけです。今後の関係性に良い影響があることを考えればいい。かなり柔軟な応用を考えることができる優れた考え方だと思います。

キットウッドは本の最後で、あるリンポチェ（チベットの高僧）の詩を引用しています。歩いていると落とし穴に落ち続ける。自分のせいであることに気づけないと穴から抜けられない。自分のせいだと思えれば穴から出られる。そんな詩です。なぜ、そんな詩を最後に残したのでしょう。なにを作ろうが、それを作っている人のせいでいつまでも完成しない様《さま》を静かに伝えてくるのです。

リンポチェの詩の最初の落とし穴は、ケアを提供する人のことをほうっておいて、ケアを提供される人だけを見つめる視点のことを言っているのではないでしょうか。

認知症が進むと「人」ではなくなる？

パーソン・センタード・ケアについてもう一つ、危惧があるのです。それは「パーソンフッド」という用語です。日本語訳では「その人らしさ」。確かに表面的には、優しい言葉です。

ただしここでいう「パーソン（人）」とはいかなる存在か、という問題があります。

たとえば「人」を自立している、あるいは自律している存在である、と定義するとどうなるでしょうか。認知症が進行すると以前のようにうまく話せなくなります。知的能力を前提とするような自立ないし自律ができなくなる。そうなると、自立ないし自律ができなければ人ではない、ということになってしまう可能性があります。

そうなると、「認知症の人の意思は認知症になる前の事前指示書」だという極端な考え方にすらなりかねない。この定義は、認知症の人を「人」とするのに不都合なのです。そういう視点にはおのずと限界がある。そうなると、せっかくの良質なパーソン・センタード・ケアの考え方も、「その人」が対象であるといった表面的で制限のある考え方に変質してしまう可能性があります。その延長にあるのは、認知症の人はなにもできないのでかわいそうだから、それを汲み取ってあげて不自由のないようにしよう、などと一見優しげな、上げ膳据え膳的なケアの方法論を生んでしまう。せっかく認知症の人を「人」として考えようと努力している昨今の流れに逆行します。

人の本質は「関わり合い」という視点

哲学者・森岡正博氏の『生命学に何ができるか』（勁草書房、二〇〇一年）という本の中に「人と人の関わり合いのなかから、関わり合いに還元できない『かけがえのない人間の存在』が生成してくるという人間観がある」という文章があります。この文で森岡氏のいうところの人間観のほうが、認知症においてすっきりとするのです。

人が二人いる。そばにいれば、そこになにやら関係ができる。二人でしか醸し出せない目には見えない気分やきまりです。私はそれを社会といいます。社会の最小単位です。地域社会とは地域のそれぞれの人の集合体。人とは社会を持つ動物なのだ、という認識のほうが私にはわかりやすい。二人いれば、その二人だけのかけがえのない何かが生まれている。それが人としての本質、という見方です。

たとえ相手が話せなくても、動いていなくても、生物学的に死んでいても。目の前にいさえすれば（考える主体が生きている人にしかないという変形版ではあるのですが）、この視点であれば相手を「人」としてみなし得る。植物状態と言われている人を介護している人も、相手のことを「人」として見る限り、たとえばご飯の時には、思わず声をかけているはずです。慈しみの情は芽生えるし、場合によってはその人から励まされる感覚もよぎるかもしれません。実際にそういう体験をされた人を知っているし、似た体験をされた多くの人はそう感じたと思います。その感覚がなければ、相手を自分と同じ「人」として見ていない、ということなのだろうと思うのです。

「人」を感じ認識できることが殺すことの歯止めになっているのであれば、相手を

「人」と思えなければ簡単に殺せてしまう。思えば戦争もそうです。相手にも家族がいて子どももいて、とかリアルな風景まで含めて、相手のことを思いやっていたら殺す側に躊躇《ちゅうちょ》が生じる。人の本質は「人どうしの関わり合いの中にある」としたほうが、一人の「パーソン」という実態を追究解明することよりも、現実に応用する際にはわかりやすい。

極論すれば、「認知症が少しでも進まない」ことに至上の価値を置くよりも「関わり合い」の中に人の本質がある。この重要性がもっと強調されてもいいのではないかと思います。良質なコミュニケーションとは、そういう「関わり合い」の中で育まれるものだと思います。この点は認知症医療においてももっとも重視されるべき視点なのではないかと思うのです。

スピリチュアリティの大切さ

それではどういった点について、双方向のコミュニケーションの中で語り合うとよいのか。そのヒントが『認知症のスピリチュアルケア』（エリザベス・マッキンレー／コリン・トレヴィット著、遠藤英俊・永田久美子・木之下徹監修、馬籠久美子訳、新興医学出版社、二〇一〇

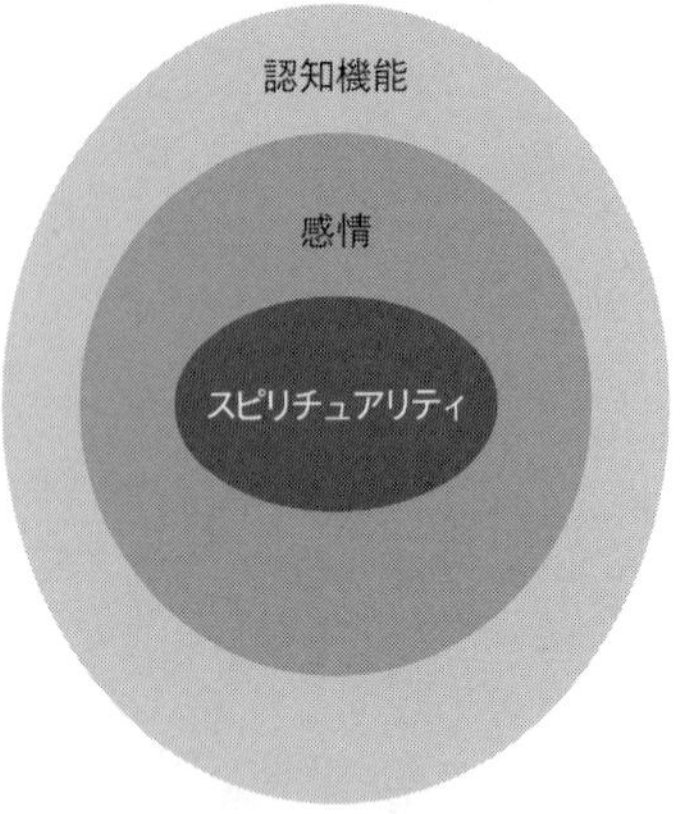

スピリチュアリティについて

年）という本の中にありました。

上の図はその本を読んで私が描いたものです。認知機能が障害を受けても感情が障害されても、そのなかにはもっとも大切なスピリチュアリティがある、というのです。しかも認知症が進んでもそのコアにあるスピリチュアリティは息づいている。

スピリチュアリティとはなんでしょうか。前向きなスピリチュアリティとは、私が思うに、「たのしい」「うれしい」「うつくしい」「ワクワクする」「力がみなぎる」「なんか頑張れる」といった、対象に自然に生じる内発的な思いであり、体の奥底から感じる感触の根源ではないでしょうか。

認知症のせいで関係性にヒビが入っているな

あ、と感じたのであれば、この前向きなスピリチュアリティを見すえて、改めて関わり合ってみてはどうでしょうか。

「あっ、空の雲みて、きれいだねぇ」「あっこれ、おいしいね」「へー、あなたの髪、きれいね」「あなたのおかげよ」「ありがとう」。そうやって人生を終えていく。人として生まれ人として死ぬ、ということはそういうこと。気持ちが緩み、楽になるでしょう。

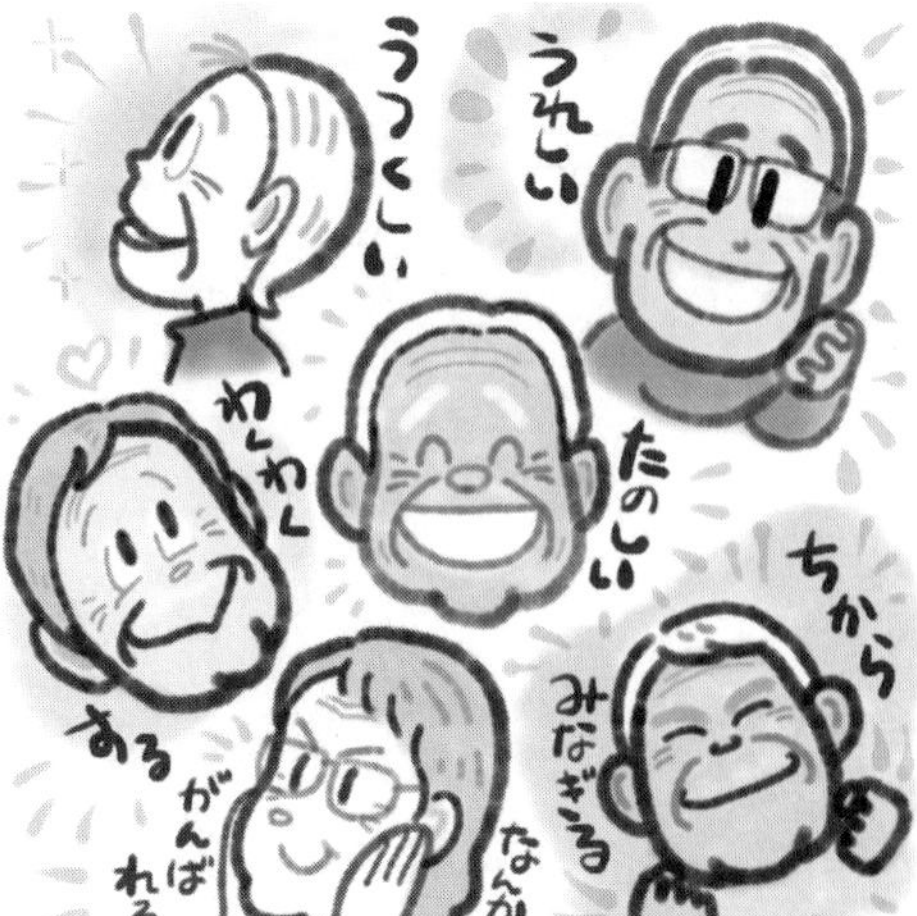

（3）自立・自律して生きられる？

自立・自律に軸足を置いて考えるのは無理

ある認知症の講演会に呼ばれました。ここ二〇年くらいでしょうか。認知症の講演会では聴講する人々の層が随分と変わってきました。最初は医師や専門職だけでした。市民講座でも専門職や認知症の人と暮らす家族でした。しかし最近では認知症が心配な人、認知症と診断された人で席が埋まるようになってきました。

講演が終わった後、会場から質問がありました。

「あのー私。人に迷惑をかけずに穏やかに暮らしたいんです」

私は「そりゃー、無理でしょう」と即答しました。

人の手を借りずに一人で暮らすこと。自分で決めて実現すること。前者は自立、後者は自律。前にも書きましたが、改めて説明したいと思います。

読み方が同じなのでややこしい。もともとは英語の言い換えだと思うのですが、前者はindependence、後者はautonomy。逆にこれを日本語にすると前者は独立、後者は自治。このほうがちょっとわかりやすくなりました。認知症はこれらを共に難しくさせます。リモコンが操作できずに真夏日なのにクーラーがつけられない。現代の物理環境の適切な確保において自立できなくなっている、わけです。晩ご飯を作ろうと思ったのだけれど食べられるような代物ではないものができてしまった。自分で決めたことを実現できなくなり、ご飯を食べる上で自律できなくなった。だからといって「人」でなくなるわけではない。

だから人手がないと自立はできない。自分が決めても人手がなければ思ったものができない。自立ができるのか、自律ができるのか、と認知症の人単体で求めてしまうと、症状が進行することで実行が厳しくなる。一方、複数の人の手助けでその人一人分の自立・自律ができるかもしれません。

しかし、私は先に書いたように、この考え方に限界を感じています。人は自立・自律している生き物とし、認知症の場合もそうである、という考え方に沿うように、自立・自律の意味を大きく変えざるを得ないと思います。さらに、そもそもの意味を変えるくらいなら（第4章で書いたように認知症予防もそうなのですが）、いっそのこと、その言葉を使うのをやめればよいと思います。

「迷惑をかけたくない」の裏側にある気持ち

さて「人に迷惑をかけたくない」というセリフがあります。この問題意識はとりわけ認知症の場合には、いろいろと自分の首を絞めてしまうことに繋がります。訪問診療をしていて寝たきりの人から、このセリフを言われたことがあります。私は返す言葉がありませんでした。

行間を読むと「いまのそういう自分に対して、あれこれやってもらうにあたって、周りの人にいろいろと迷惑をかけている。でも私はその大変さを知っていて、かつ私はそれを平然と受け取るほど不躾《ぶしつけ》な人間でないし、願わくはそういう迷惑をかけることを心底望んではいないのです」という感じです。

プロボクサーだった故たこ八郎の地蔵の衣の内側に「めいわくかけてありがとう」という文が彫ってあります。人の手を借りることを迷惑、だとすると厳しい。たこ氏ご自身の本当の思いを私は知りませんが、めいわくかけてありがとう、と言えるだけ人生を達観することも難しい。かつて人の世話をたくさんしたとしても、いまの寝たきりの自分に対する相手の負担を軽くすることには役に立たない。手をかけてもらった分は、お金でもあげられればいいけれど、それに見合うほどのお金もない。

寝たきりの人から言われた際には、私は絶句するしかありませんでした。認知症予防はなんの「備え」にもならない。問題の先送りでしかない。

「絶対、一人で死なせないから」

先日、こんな方が受診されました。天涯孤独、独居で生活保護受給者の正雄さん（七五歳）です。聡美さん（同年代のガールフレンド）を連れて診察室に入ってきました。

聡美さん「あのね、先生、このまえこの人ね、仙台にあるわたしのうちに来て、東京の家に帰ろうとしたら、ね。新幹線に乗ったのは、いいけれど、帰れなくなって大変でしたの。朝出て、東京ついたの、夜だったの」

正雄さん「そーなんだよ、どこで降りたのか、もうわかんなくなっちゃってさあ」

私「えっ、一人で？」

聡美さん「そうなの。一人で帰れなくなったの」

私「えっ、行きは？」

聡美さん「一人で来たの」
私「へー、行けるんだあ。すごいねぇ」
聡美さん「そうなの、一人で来れるの」
私「あっ、ちょっと待って、聡美さんは今日仙台から来たの？」
聡美さん「そうよ、この人が心配で、朝出てきたの」
私「へーー、あっそー」
聡美さん「そうなの、先生、いやだわー」
なんの話か、だんだんわからなくなってきてしまった。
私「(この際だから、目の前の正雄さんを指さして) この人、認知症だよ。ちゃんと付き合ってんだあ」
聡美さん「そうなの、正雄ちゃんね、わたし、昔、すっごいお世話になったの」
私「へー」
聡美さん「だから、わたしねぇ、この人、絶対、一人で死なせないから」
私「えっ、だって家さあ、仙台でしょ」
聡美さん「だから、今朝出てきたのぉ」

私「えっ、いつ帰るの？」

聡美さん「あっ、今日」

正雄さんは聡美さんの勢いに押されてきょとんとしています。でも楽しそう。なんだろう。迷惑をかける、かけられる、そんな感覚は皆無です。

人と人との関わり、って不思議です。人として生きる限り、どこかでは必ず人手が必要です。認知症になるとその分量が多くなるのかもしれません。体が動かせなければなおのこと。それを迷惑と言ってしまえば迷惑です。

認知症の備えってどういうことか、という心構えを教えてもらっているような気がします。お金の点では公的福祉サービスに依存する部分です。福祉政策が支える重大局面だと思うのです。ただその備え方で聡美さんのような頼りになる人がいればまた人生の閉じ方も変わります。

「迷惑をかけたくない」という気持ちを覆すのは難しい。でも少なくとも、そういった意味では急死でもしない限り迷惑をかけることになる。そのときには「迷惑をかけたくない」といってもなんの免罪符にもならない。この現実を厳しいと捉えるか、そんなの構わない、と捉えるのか。

「穏やかに暮らしたい」という気持ち

ここでもう一つ、「穏やかに暮らしたい」という「穏やか」も「迷惑をかけたくない」と同じ気分で言われたのだろうと想像するのです。穏やかであることを本当に望んでいるのでしょうか。

「明日、昔からの友だちと久しぶりにランチ」の前日は、ちょっとワクワクしませんか。なんだか力がみなぎりますよね。穏やかという感じではない。質問した方は七〇歳前後でお元気そうな感じの人でした。人は死ねば（たぶん）穏やかになれると思うんです。少なくとも喧嘩も愚痴も妬《ねた》み嫉《そね》みもない世界です。

一方、私たちは喧嘩も愚痴も妬み嫉みもあるから生きています。そこで前向きなスピリチュアリティを獲得したら、生きながらにしての極楽です。ときおり人生、そういう瞬間ってありませんか。それを目指して生きているような気もします。だから「たのしいこと」「うれしいこと」「ほっとすること」「力がみなぎること」「よしっ頑張るぞ、と思えること」はマジックワードです。その中から一つ取り出して、ご自身の具体的な過去のエピソードを重ねてみてください。そしてそのうちの一つでいいのです。これからやることをその一つになぞらえて物語を作ってみてください。「人に迷惑をかけずに穏やかに暮らしたい」とは自然に思わなくなるから。

認知症の人にとって暮らしやすい社会とは

ここまでくるとお気づきだと思います。本書が目指すところは認知症の人のためだけの話ではないのです。ふだんわれわれがどう生き、どう暮らすのかのヒントが得られるはずです。つまり認知症の人のことを考え何かを実践することは、そうではない人にとっても過ごしやすい社会とは何か、を考えることになります。

認知症はさまざまな人としての現象の極を教えてくれます。その極の状態に思いを馳せ考えることは、いまはまだ認知症ではない人にも役立ち、誰もが暮らしやすい社会の創出のためでもあるのです。

おわりに

人が認知症に向き合う時、暮らしや生きることを改めて考えさせられます。本書で書いたように、認知症の人々は軽度認知障害と言われている人々と合わせていまや日本では一〇〇〇万人を超えると推計されています。身近にいるはずなのです。しかし多くは周りの人に気づかれていないでしょう。認知症を取り巻く視線は、いまや何やら異形の人・怪物を見るかのようなものになってしまいました。そこから異形の人がなす目立つ言動が取り上げられ、認知症の人の総体の姿、になってしまいました。そこに焦点が当てられ、医学・介護専門職のために教科書が編まれています。作った人には悪意はありません。それどころか精一杯の善意です。しかしその善意で苦しむ人がいるのも事実です。目の前の姿をあるがままに捉えることがいかに難しいか、ということです。

逆にあるがままの姿を見つめれば、いまある認知症を取り巻く支障が随分と取り払えるかもしれない。それどころか、認知症でない人にとっても「人」と見ることを意識することで、随分と生きやすくなるはずです。これが本書の中心課題です。

私はいま、東京都三鷹市にある外来クリニックで認知症が心配な人に向けた診療をしています。私と認知症の初めての接点は、一九九〇年頃尊敬する朝田隆先生（現、メモリークリニックお茶の水院長、東京医科歯科大学医学部附属病院特任教授、筑波大学名誉教授）が留学先のオックスフォード大学から山梨医科大学精神神経医学講座の講師として帰国された時でした。

朝田先生がイギリスから持ち帰って始めた認知症の研究のお手伝いを数年間させていただきました。先生のすごいところは外来診療の場でデータを集めるような普通の形での研究ではなくて、認知症（当時は痴呆症）の人のご自宅を一軒一軒訪れ、診療をしつつデータを集めていくスタイルでした。数百人を七年以上にわたって繰り返し訪問し続けていました。いまもこういうスタイルで研究している医師はいないかもしれません。この研究の姿勢に私は大きな影響を受け、たくさんのことを教えていただきました。朝田先生が世界初の評価法を作るところなどを目の当たりにしました。

私は当時、山梨医科大学の学生でした。その前は東京大学医学部保健学科を卒業し、同大大学院の修士と博士課程において疫学教室ならびに保健社会学教室で学んでいました。そこでは放射線生物学・生物統計学・代替医療・医療社会学などを学びました。まだフィールド研究といった領域の研究者は日本ではほとんどいない時代、また医療統計がわかる人も医学部にはほぼ皆無な時代でした。山梨医科大学に学生として入ったとき、東大の時にご指導いただいた浅香昭雄先生がその大学の教授になられていました。浅香先生は大勢の先生方を紹介してくださり、そのおかげでさまざまな研究者の研究デザインやデータ解析のお手伝いをさせていただきました。心より感謝しています。

私が認知症専門の診療を意識したのは、介護保険制度が施行されたほぼ同時期に、東京・品川のこだまクリニックで訪問診療を始めた頃です。訪問先は、認知症で外来通院ができない人たち、劣悪な状態でした。認知症の専門の医師がまだ少なく訪問診療をしている医師はおそらく誰もおらず、役に立つ教科書もありませんでした。なんども壁に突き当たっていました。

その時には朝田先生はじめさまざまな会合で知り合った認知症が専門の先生――本間

昭先生、小阪憲司先生、長谷川和夫先生、吉岡充先生、齋藤正彦先生、繁田雅弘先生など――、みなさま現在は重鎮中の重鎮ですが、本当に親身に教えてくださいました。深く感謝しています。さらには近所で外来・訪問診療をされていた楢林洋介先生や藤田和丸先生、高瀬義昌先生、西村徹先生、西村知香先生、松村美由起先生、藤沢市の川嶋乃里子先生にも共に考え教えていただきました。

さらに私の認知症の訪問診療に重大なメッセージを届けていただいたのは地域の保健師、ケアマネジャーのみなさんです。城南地域認知症連絡会なるものを立ち上げて、そもそも講師がいない時代なので、担当を決めて話題提供をしてもらい、後はグループワークと称したテーブルディスカッションをするスタイルで二ヵ月ごとに開催し、一〇年ほどで参加人数が延べ三〇〇〇人程度にのぼりました。

訪問診療は一五年ほどやっておりました。その間おそらく一〇〇〇人ほどのご自宅に定期的に通っていました。

その後、以前から認知症を診ておられた、尊敬する吉岡充先生のご指導もあって、先生が三鷹市で経営されている介護老人保健施設の隣の施設を間借りして、二〇一四年にのぞみメモリークリニックを開設しました。当院はＭＲＩを設置し、かつ神経心理検査のできる複数のスタッフが常駐し、ワンストップで認知症診断まで行うスタイルです。この構想には、認知症診療スタイルにおいて私の敬服する、岐阜県の奥村歩先生と山口県の長光勉先生から数多くのご指導をいただきました。

当院のようなスタイルでやっている診療所はまだ日本には数少なく、私の知る限りでも全国で一〇ヵ所はないと思います。特徴は大学病院や基幹病院に比べて診断が圧倒的に速いことです。こうした診療所では診療科目をまたがず一人の医師の指示でその場で検査を行うので、集約的で迅速に診断ができます。

当院にはすでに三五〇〇人を超える受診者がおいでになりました（二〇二〇年春現在）。以前の訪問診療と合わせて五〇〇〇人ほどの人々の診療に携わったことになります。同時に当院の外での活動としてＪＤＷＧ（旧称、日本認知症ワーキンググループ）の立ち上げに関わったり、さまざまな認知症の人々の活動を支援してきました。

ＪＤＷＧが産声をあげる前夜、印象深かったのは認知症サミットで安倍晋三内閣総理大臣と並びオープニングリマークスで藤田和子氏が口火を切ったことでした。裏方として当院水谷佳子看護師が寝ずの番で力を尽くしました。その過程で厚労省の当時の認知症施策推進室室長であった水谷忠由氏のあつい思いと時代を切り開く文章の力を目の当たりにし感銘とともに深い学びを得ることができました。

ところで数多くの認知症の人々に出会ったから、「認知症のことがより詳しくわかる」というものでもありません。世の中の認知症の人々の姿を知るには、出会った認知症の人々の肉声から、「人」に軸足を置いて想像するしかありません。

日頃は身近な同僚（本多智子看護師、水谷佳子看護師、青山聡子精神保健福祉士、神戸泰紀医師、戸谷修二医師、安田朝子臨床心理士、谷口眞理子主任介護福祉士、阿部民子社会福祉士を始め大勢の人々）と議論し考察を重ねました。いつも深く感謝しています。

その他、在宅医療の優れた実践をされている佐々木淳先生には「在宅医療カレッジ」で私の稚拙な話を発表できる貴重な機会を与えてくださいました。在宅医療の先頭を走っておられる英裕雄先生には、多彩な精神症状のある認知症の人のご自宅への訪問診療に一緒に加えていただくなど貴重な経験をさせていただきました。

当時認知症の訪問診療は物珍しく、新聞やテレビ番組でもなんどか取り上げられました。そこで出会った数多くの新聞記者・雑誌記者・テレビ記者・ディレクター・アナウンサーの方々ともよく議論を重ねました。とりわけ国際医療福祉大学大学院教授の大熊由紀子氏には様々なことをご教示いただき導いていただきました。取材時には私に同行しつつ、その後には居酒屋で複数回飲みつつ議論を重ねご教示いただいた、読売新聞の猪熊律子氏・小山孝氏、朝日新聞の生井久美子氏・寺崎省子氏・前記者浅井文和氏、毎日新聞の中西啓介氏・細川貴代氏、バズフィードジャパンの岩永直子氏などお世話になった方々のほんの一部ですが、ここに感謝をこめて名前をあげさせていただきました。

メディアの仲間の中ではとりわけＮＨＫディレクター川村雄次氏とのお付き合いはすでに一五年間、いまも議論して考えを深めています。元ＮＨＫアナウンサー町永俊雄氏、元厚労省老健局長宮島俊彦氏、認知症介護研究・研修東京センター永田久美子氏、「認知症の人と家族の会」前代表理事の髙見国生氏、尊敬する認知症看護の最重鎮中島紀恵子先生、そして認知症ケア第一人者和田行男氏、翻訳者馬籠久美子氏、そして私が認知症になったら真っ先に通いたいと思っている、仙台市の清山会医療福祉グループ代表山崎英樹先生との議論も私にとって欠くことができない大切なものです。

認知症と診断され、世間に公表され、貴重な発信をされている藤田和子氏や丹野智文氏、佐藤雅彦氏、中村成信氏、竹内裕氏ともお会いし、教えを乞う貴重な機会をいただきました。保険会社、製薬企業、基幹インフラ企業、ＩＴ企業などの日本・世界をさまざまに牽引するビジネスパーソンとお会いしてビジネスを通じ認知症の人や周囲の人々に貢献しようとする気持ちには心が熱くなりました。中でも日本テクトホールディングス代表取締役増岡厳氏には認知症を取り巻くビジネスとは何かを議論する機会を与えていただき、感謝に堪えません。

さらに成年後見制度や不幸にも相続争いなどが生じた際には、医師には法曹界の人々から意見書を求められることが多くあります。そういう機会に知己を得てご指導いただける法律関係者の方々も多いものです。とりわけ阿部記念法律事務所弁護士阿部鋼先生からは人を守ることとの厳しい姿勢や考え方を学ばせていただいております。また弁護士住田裕子先生はＮＰＯ法人長寿安心会での私の上司です（私は三人の副代表理事〈ファイナンシャル・プランナー和泉昭子氏、弁護士木野綾子先生〉の一人です）。学際的な活動を展開しようと目論んでおります。

本書においていくつか大切なご指導を上野千鶴子先生に賜り、心よりお礼申し上げます。三鷹市および近隣地域の医師会の先生方、地域包括支援センター、介護事業所、社会福祉協議会、訪問看護ステーション、福祉施設、高齢者施設、市役所などの方々ならびに、なにより診療を通じて出会った一人一人の姿に深くこうべを垂れつつ本書を執筆しました。最後に本書の上梓に際し、お骨折りいただいた講談社田中浩史氏には深く感謝申し上げます。

本書に私が記す見解は、必ずしも専門家の統一見解ではありません。私にとって認知症に関する知識とは、認知症の人との対話や生き方から、右にあげた方々と考える作業を通じ得られたものです。本書はその一部を、私が陥っていた過ちも含めて恥を忍んで書きました。いま認知症の人や認知症が心配な人、介護の専門職や共に暮らすご家族、さらには認知症関連のビジネスを展開しようとする人なども読者に想定して書いています。

希望を持って生きる上で・前向きに暮らす上で・生き生きと支援する上で・これから世間で支持される活動をする上で、各論に陥らずなるべく原理的な考え方や捉え方について触れました。認知症になっても、より希望を持って生きるための一助となることを願って。

二〇二〇年五月

のぞみメモリークリニックにて　木之下　徹

追記

認知症領域において指導的立場の方々とともに「お福の会宣言（二〇〇八年一〇月一四日採択）」なるものを創りました。最後に掲載しておきます。

お福の会宣言

人は人として生まれ、人として死ぬ。そしてその過程で誰もが認知症という病に遭遇する可能性をもっている。かつて認知症になると「人格が崩壊する」「こころが失われる」と恐れられた時代があった。だが、今や私たちは知っている。認知症になっても自分は自分であり続けることを。月が欠けているように見えても月が丸いことに変わりはないのと同じである。自分が、認知症になっても、家族の一員、社会の一員として、友人として権利と義務とを有する国民の一人として生活を続け人生を全うしたい。同じように、家族や友人が認知症になっても、ともに人生の旅路を歩き続けたい。「お福の会」は、そういう思いをもつ市民が、本人や家族、医療、介護、行政、その他の立場を超えて集う場である。認知症になっても、生活の主体者として人生を全うできるように私たちは力を尽くしたい。

呼びかけ人
小阪憲司（医師）
髙見国生（家族の会）
町永俊雄（ＮＨＫキャスター）
和田行男（ケア職）
木之下徹（医師）
永田久美子（ケア研究者）ほか

二〇〇八年一〇月一四日

木之下 徹

1962年兵庫県明石市生まれ。東京大学医学部保健学科卒業、同大学院修士課程修了(疫学教室)、博士課程(保健社会学教室)中退後に山梨医科大学卒業。同大学助手、国立精神・神経センターゲノムプロジェクト(アルツハイマー病、てんかん)非常勤研究員を経て医療法人社団こだま会こだまクリニックを2001年に開院。日本初の認知症専門の訪問診療を始める。2014年に三鷹市にのぞみメモリークリニック開院。認知症が気になる人の外来診療を開始した。所属学会は日本認知症学会、日本老年精神医学会、日本認知症ケア学会、日本老年医学会など。NPO法人地域認知症サポートブリッジ代表、JDWG(日本認知症本人ワーキンググループ、認知症当事者の主体的組織)の設立支援、お福の会(立場を超えて認知症を考える会)呼びかけ人、認知症当事者研究勉強会世話人など。

講談社+α《プラスアルファ》新書 832-1 B

認知症《にんちしょう》の人《ひと》が「さっきも言《い》ったでしょ」と言《い》われて怒《おこ》る理由《りゆう》

5000人を診てわかったほんとうの話

木《き》之《の》下《した》 徹《とおる》

2020年8月19日第1刷発行

発行者——渡瀬昌彦

発行所——株式会社 講談社

東京都文京区音羽2-12-21 〒112-8001

電話 編集(03)5395-3522

販売(03)5395-4415

業務(03)5395-3615

イラスト——名取幸美

デザイン——鈴木成一デザイン室

カバー印刷——共同印刷株式会社

印刷——株式会社新藤慶昌堂

製本——株式会社国宝社

定価はカバーに表示してあります。

落丁本・乱丁本は購入書店名を明記のうえ、小社業務あてにお送りください。

送料は小社負担にてお取り替えします。

なお、この本の内容についてのお問い合わせは第一事業局企画部「+α新書」あてにお願いいたします。

ISBN978-4-06-521080-2

講談社+α新書

認知症　専門医が教える最新事情
伊東大介
正しい選択のために、日本認知症学会学会賞受賞の臨床医が真の予防と治療法をアドバイス
840円 780-1 B

工作員・西郷隆盛　謀略の幕末維新史
倉山満
「大河ドラマ」では決して描かれない陰の貌。明治維新150年に明かされる新たな西郷像！
840円 781-1 C

2時間でわかる政治経済のルール
倉山満
消費増税、憲法改正、流動する外交のパワーバランス……ニュースの真相はこうだったのか！
860円 781-2 C

「よく見える目」をあきらめない　遠視・近視・白内障の最新医療
荒井宏幸
劇的に進化している老眼、白内障治療。50代、60代でも8割がメガネいらずに！
860円 783-1 B

野球エリート　野球選手の人生は13歳で決まる
赤坂英一
根尾昂、石川昂弥、高松屋翔音……次々登場する新怪物候補の秘密は中学時代の育成にあった
840円 784-1 D

NYとワシントンのアメリカ人がクスリと笑う日本人の洋服と仕草
安積陽子
マティス国防長官と会談した安倍総理のスーツの足元はローファー…日本人の変な洋装を正す
860円 785-1 D

医者には絶対書けない幸せな死に方
たくきよしみつ
「看取り医」の選び方、「死に場所」の見つけ方。お金の問題……。後悔しないためのヒント
840円 786-1 B

もう初対面でも会話に困らない！口ベタのための「話し方」「聞き方」
佐野剛平
『ラジオ深夜便』の名インタビュアーが教える、自分も相手も「心地よい」会話のヒント
800円 787-1 A

人は死ぬまで結婚できる　晩婚時代の幸せのつかみ方
大宮冬洋
80人以上の「晩婚さん」夫婦の取材から見えてきた、幸せ、課題、婚活ノウハウを伝える
840円 788-1 A

サラリーマンは300万円で小さな会社を買いなさい　人生100年時代の個人M&A入門
三戸政和
脱サラ・定年で飲食業や起業に手を出すと地獄が待っている。個人M&Aで資本家になろう！
840円 789-1 C

サラリーマンは300万円で小さな会社を買いなさい　会計編
三戸政和
サラリーマンは会社を買って「奴隷」から「資本家」へ。決定版バイブル第2弾、「会計」編！
860円 789-2 C

表示価格はすべて本体価格（税別）です。本体価格は変更することがあります

しかし風呂場で「叫ぶ」のは変わりない。当時の私はあまりにも愚かでした。いまではわかります。そりゃ、全裸で、おしりに水をかけられれば、誰でも騒ぎます。逆に、騒がなければ、それこそ異常です。だから本当は、母親は正常なのです。

でも当時のなにも知らなかった私は焦りました。あんなに切れ味が優れていたはずの伝家の宝刀に陰りが。リスパダールを増やしたり、古い抗精神病薬をいろいろと試したりしました。でも全く狙い通りにならない。母親の意欲は低下するばかりでした。いまなら焦燥（イライラした感じ）を伴わない徘徊（あてもなく出歩くこと）や叫び声や弄便や性的逸脱にはこの類の薬は効かないことぐらいはわかっています。当時は本当に無知でした。どんどん本人の様子が悪くなる。

「私、母を殺してしまうかも」

そうこうしているうちに娘はもう極限状態にまで陥ります。母親は手をタオルで縛られ、ベッド脇に固定され、動けずにベッドに座らされていました。おしりに手をやらせないためです。

当の娘は、台所のテーブルの上で顔を腕の中に沈めて、泣いていました。本多さんは

講談社＋α新書

書名	著者	内容	価格	番号
夫のトリセツ	黒川伊保子	話題騒然の大ヒット『妻のトリセツ』第2弾。夫婦70年時代、夫に絶望する前にこの一冊	820円	800-2 A
世界の常識は日本の非常識 自然エネは儲かる！	吉原　毅	新産業が大成長を遂げている世界の最新事情を紹介し、日本に第四の産業革命を起こす一冊！	860円	801-1 C
人生後半こう生きなはれ	川村妙慶	人生相談のカリスマ僧侶が仏教の視点で伝える、定年後の人生が１００倍楽しくなる生き方	840円	802-1 A
明日の日本を予測する技術 「権力者の絶対法則」を知ると未来が見える！	長谷川幸洋	ビジネスに投資に就職に!! 6ヵ月先の日本が見えるようになる本！ 日本経済の実力も判明	880円	803-1 C
人が集まる会社　人が逃げ出す会社	下田直人	従業員、取引先、顧客。まず、人が集まる会社をつくろう！ 利益はあとからついてくる	820円	804-1 C
志ん生が語る クオリティの高い貧乏のススメ 昭和のように生きて心が豊かになる25の習慣	美濃部由紀子	NHK大河ドラマ「いだてん」でビートたけし演じる志ん生は著者の祖父、人生の達人だった	840円	805-1 A
精　日　加速度的に日本化する中国人の群像	古畑康雄	日本文化が共産党を打倒した!! 対日好感度も急上昇で、5年後の日中関係は、激変する!!	860円	806-1 C
6つの脳波を自在に操るNFBメソッド たった1年で世界イチになるメンタル・トレーニング	林　愛理	スキージャンプ年間王者・小林陵侑選手も実践。リラックスも集中も可能なゾーンに入る技術!!	880円	807-1 B
古き佳きエジンバラから新しい日本が見える	ハーディ智砂子	遥か遠いスコットランドから本当の日本が見える。ファンドマネジャーとして日本企業の強さも実感	860円	808-1 C
戦国武将に学ぶ「必勝マネー術」	橋場日月	生死を賭した戦国武将たちの人間くさくて、ユニークで残酷なカネの稼ぎ方、使い方！	880円	809-1 C
さらば銀行 「第3の金融」が変えるお金の未来	杉山智行	僕たちの小さな「お金」が世界中のソーシャルな課題を解決し、資産運用にもなる凄い方法！	860円	810-1 C

表示価格はすべて本体価格（税別）です。本体価格は変更することがあります